T0145004

Einsamkeit – Qual und Segen

Anton A. Bucher

Einsamkeit – Qual und Segen

Psychologie eines Gegenwartphänomens

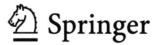 Springer

Anton A. Bucher
Leiter FB Praktische Theologie
Universität Salzburg
Salzburg, Österreich

ISBN 978-3-662-67021-7   ISBN 978-3-662-67022-4   (eBook)
https://doi.org/10.1007/978-3-662-67022-4

Die Deutsche Nationalbibliothek verzeichnet diese Publikation in der Deutschen Nationalbibliografie; detaillierte bibliografische Daten sind im Internet über http://dnb.d-nb.de abrufbar.

© overrust/stock.adobe.com

Planung/Lektorat: Monika Radecki
Springer ist ein Imprint der eingetragenen Gesellschaft Springer-Verlag GmbH, DE und ist ein Teil von Springer Nature.
Die Anschrift der Gesellschaft ist: Heidelberger Platz 3, 14197 Berlin, Germany

Vorwort

Allein sein kann sich schrecklich anfühlen. Eine fünfzigjährige, kinderlose Frau wurde von ihrem Mann verlassen, frühere Freundschaften sind eingeschlafen, die meiste Zeit verbringt sie allein in ihrer Wohnung und 20 h die Woche im Büro, allein vor ihrem Computer. Ihre Einsamkeit sei wie ein schweres Gewicht im Kopf, ein Brennen in der Kehle, eine Mauer von erstarrten Tränen, ein lautloser Schrei in einer Welt ohne Mitgefühl, „Finsternis, Kälte und Angst vor Tod und gänzlichem Vergessenwerden" (Rokach, 2019, 58).

Allein sein kann aber auch eine Wohltat sein. Den ganzen Tag über im Großraumbüro, viele Telefonate und Mails, das Mittagessen in der überfüllten Mensa hastig eingenommen, und nach dem Feierabend durch die von Menschen wimmelnde Straße zur U-Bahn, in dieser von fremden Ellenbogen berührt bis zur Zielstation, die Rolltreppe hoch. Aber fünf Minuten später in der Wohnung, die Türe zu, wohltuende Stille, ungestört, allein.

Dieses Buch thematisiert die gegensätzlichen Arten von Alleinsein aus zwei aktuellen Gründen:

1. Einsamkeit wächst

Trotz der Expansion der sozialen Medien wurde für die letzten Jahrzehnte eine beunruhigende Zunahme von Einsamkeit behauptet. Sie sei die „jüngste globale Gesundheitsepidemie" (Lee et al., 2018), in den durch COVID-19 weltweit verursachten Lockdowns erst recht (Killgore, 2020). Diese Zunahme sei umso alarmierender, als viele Studien belegen, wie schädlich sie ist, nicht nur für die Psyche, sondern auch den Körper. Sie sei eine unerkannte Volkskrankheit, „schmerzhaft, ansteckend, tödlich" (Spitzer, 2018). Um der Einsamkeit entgegenzuwirken, ist gut gesichertes Wissen unabdingbar: Wie verbreitet ist sie? Wie lässt sie sich messen? Wodurch wird sie begünstigt? Welches sind ihre Folgen? Wie lässt sie sich reduzieren?

2. Die Unfähigkeit, allein zu sein, nimmt zu

Der Philosoph Blaise Pascal (2011, 91) schrieb im Jahre 1654, „dass das ganze Unglück der Menschen aus einer einzigen Ursache kommt: nicht ruhig in einem Zimmer bleiben zu können." Wie schwer es vielen Menschen fällt, mit sich allein zu sein, zeigten Wilson et al (2014). Sie baten Freiwillige, sich 20 min allein in einem leeren Raum aufzuhalten, nachdem ihnen alles abgenommen wurde, was ablenken könnte: Handys, Smartphones, und dort in ihren Gedanken zu verweilen. Die meisten empfanden dies als extrem unangenehm. Dem gegenüber betont der Psychoanalytiker Donald Winnicott (1958), Alleinsein sei eine „Fähigkeit", ein Beweis für psychische Reife. Viele schöpferische Persönlichkeiten waren oft allein: Jesus, der sich 40 Tage in die Wüste zurückzog; Vincent van Gogh, der allein die Provence durchstreifte und deren Schönheit auf die Leinwand bannte.

Aufbau des Buches

Das Buch besteht aus zwei Teilen. Der erste erörtert das quälende Alleinsein. Er beginnt, um sie plastisch werden zu lassen, mit literarischen Schilderungen, wie sie in den letzten Jahren häufiger wurden. Sodann wird Einsamkeit definitorisch eingegrenzt und in verschiedene Formen ausdifferenziert (Kap. 1). Kapitel zwei präsentiert Messskalen, mit denen Sie prüfen können, wie einsam Sie von Psycholog*innen ausgewiesen würden. Was Menschen einsam macht, erörtert das dritte Kapitel. Nicht nur Verlassenwerden, sondern auch bestimmte Persönlichkeitseigenschaften sowie Entwicklungen in der Lebenswelt, etwa solitäres Arbeiten. Kapitel vier schildert Einsamkeit in den Lebensphasen, von der Kita bis ins Altenheim. Sodann legt Kapitel fünf dar, wie sehr Einsamkeit schadet, nicht nur der Psyche, weil Depressionen wahrscheinlicher werden, sondern auch dem Körper. Kapitel sechs präsentiert wissenschaftlich untersuchte Strategien, um der Einsamkeit zu entrinnen.

Auch der zweite Teil, dem freiwilligen Alleinsein gewidmet, das viel seltener untersucht wurde, beginnt, in Kapitel sieben, mit literarischen Schilderungen. Seit der Antike priesen viele Dichter das Alleinsein, so Friedrich Nietzsche, der wochenlang allein um den Silsersee wanderte, bis sich der Zarathustra seiner bemächtigte. Kapitel acht schildert die wenigen Fragebögen zum positiven Alleinsein und die mit ihnen gewonnenen Erkenntnisse. Auch das frei aufgesuchte Alleinsein variiert im Lebenslauf (Kap. 9) und kann nützlich sein, so für Selbsterkenntnis, Kreativität, Spiritualität, ja sogar therapeutisch wirken (Kap. 10).

Schmerzhafte Einsamkeit und wohltuendes Alleinsein in einem Buch

Bisherige Bücher fokussierten auf bittere und schädliche Einsamkeit, so Novak (2009), der sie für „die heimliche Plage unserer Zeit" hält, oder dann auf das bewusst aufgesuchte Alleinsein, so Menzel (2017): „Über die Kunst, allein zu sein". Das vorliegende Buch vereinigt beide Formen und erörtert sowohl die Gefahrenpotenziale des Alleinseins als auch dessen Nutzen. Es wendet sich an alle, die tiefer verstehen möchten, was Menschen in die Einsamkeit treibt, wie sie sich auswirkt und reduziert werden kann, aber auch welchen Nutzen es bringen kann, wenn sich Menschen gelegentlich in freiwilliges Alleinsein zurückziehen.

Anton A. Bucher

Literatur

Killgore, W. D. et al. (2020). Loneliness: A signature mental health concern in the era of COVID-19. *Psychiatry Research, 290,* 113117.

Lee, E. E. et al. (2018). High prevalence and adverse health effects of loneliness in community-dwelling adults across the lifespan: Role of wisdom as a protective factor. *International Psychogeriatrics.* https://doi.org/10.1017/S1041610218002120.

Menzel, J. (2017). *Über die Kunst, allein zu sein: Wie man Einsamkeit und Angst vor dem Alleinsein überwindet und sich nebenbei neu lieben lernt, Independently published.*

Novak, W. (2009). *Einsamkeit. Die heimliche Plage unserer Zeit.* Books on Demand.

Pascal, B. (2011). *Gedanken.* Anakonda.

Rockach, A. (2019). *The psychological journey to and from loneliness: Development, causes, and effects of social and emotional isolation.* Elsevier Science.

Spitzer, M. (2018). *Einsamkeit. Die unerkannte Krankheit. Schmerzhaft, ansteckend, tödlich.* Droemer.

Wilson, T. D. et al. (2014). Just think: The challenges of the disengaged mind. *Science, 345,* 75–77.

Winnicott, D. (1958). The capacity to be alone. *International Journal of Psychoanalysis, 39,* 416–420.

Inhaltsverzeichnis

Teil I

Einsamkeit als Qual

1

Annäherungen an Einsamkeit: Literarisch und definitorisch

Sie entdecken in diesem Kapitel, wie berührend und vielgestaltig Literat*innen Einsamkeit beschrieben haben und wie viele unterschiedliche Emotionen in ihr durchlebt werden können. Auch orientieren Sie sich zwischen den verschiedenen Formen von Einsamkeit: sozial, emotional, existenziell, kollektiv, kulturell, aber auch an der gängigen Definition von Einsamkeit. Zudem differenzieren Sie Einsamkeit von nahestehenden Phänomen wie soziale Isolation, Entfremdung und Heimweh.

1.1 Kurze Geschichte der Einsamkeit im Abendland

Einsamkeit in der Antike

Einsamkeit durchzieht die gesamte Menschheitsgeschichte (Dietrich, 1989, 11–15) und wird schon im Gilgamesch-Epos geschildert, das um 2400 v. Chr. entstand. Nachdem der babylonische Held seinen Freund Enkidu verloren hatte, irrte er allein durch endlose Steppen, weinte bitterlich und ersehnte den Tod. Und in der Ilias (6, 201 f.), 800 v.Chr.: Der Held Bellerophontes „irrt' umher einsam, sein Herz vor Kummer verzehrt." Grenzenlos allein war Prometheus, der im Olymp das Feuer gestohlen hatte. Er wurde an den Kaukasus gekettet, kein Mensch kam zu ihm, nur der Adler, um seine Leber zu zerreißen. Auch in der Bibel: Einsam war Adam, bis ihm Gott eine Gefährtin zur Seite stellte, denn es ist nicht gut, „dass der Mensch allein ist" (Gen 2,18). Einsam und bedroht fühlte sich der Psalmist: „Denn ich bin einsam, Ängste haben mein Herz gesprengt." (Ps 25,16 f.) Einsamkeit wird auch in der römischen Antike geschildert, so vom

A. A. Bucher, *Einsamkeit – Qual und Segen,* https://doi.org/10.1007/978-3-662-67022-4_1

Philosophen Seneca (1–65 n.Chr.), der in die Verbannung geschickt wurde: „Fremdes Corsisches Land, schauerlich, menschenleer." Ebenfalls im Mittelalter: Einsam war Parzival, als er sich, nachdem er auf der Gralsburg den leidenden Anfortas nicht hatte erlösen können, auf eine lange Suche nach Gott begab.

Mehr Einsamkeit in der Neuzeit und Moderne

„Das Thema der Zeit" wurde Einsamkeit im 18. Jahrhundert (Lepenies, 1969, 85). An dessen Beginn bedeutete sie primär, nicht unter Menschen zu sein, so wie Robinson, der nach dem Schiffbruch auf der menschenleeren Insel ums Überleben kämpfte. Nirgends wird geschildert, er habe sich einsam gefühlt (Bound Alberti, 2019, 20). Während der Aufklärung begann sich ein neues Verständnis von Einsamkeit zu etablieren: Eine solitäre Gefühlslage auch inmitten von Menschen. „Einsam ist man zuweilen auch da, wo man nicht alleine ist, wenn man sich nur ganz seinen eigenen Vorstellungen überlässt", so Johann Georg Zimmermann (1784/1785 I, 7), der zu Einsamkeit vier Bände veröffentlichte, die ihn in ganz Europa bekannt machten. Damit war das bis heute vorherrschende Verständnis von Einsamkeit als ungewollte psychische Isolation, auch inmitten von Menschen, geprägt (Wittler, 2013).

Eine Recherche mit dem Programm Google Books Ngram Viewer, das mit 5,2 Mio. eingescannten Büchern aus dem Zeitraum 1500–2019 gespeist wird, ergab, dass die Häufigkeit von „einsam" und „Einsamkeit" ab dem Jahre 1750 markant anstieg (Bound Alberti, 2019, 243). Ursächlich dafür sei die fortschreitende Urbanisierung, das vielfach anonyme Leben in großen Massen von Menschen, die sich fremd sind. Ganz anders war es in einem mittelalterlichen Kleindorf, wo alle einander kannten und in Krisen, etwa nach einer Feuersbrunst, einander beistehen und gemeinsam Hand anlegen mussten, um zu überleben.

Ein häufiges Thema ist Einsamkeit in der Literatur des 19. Jahrhunderts, speziell jene von Ehefrauen unter ihren herrschsüchtigen Männern, sowie die Einsamkeit von Kindern in einer zusehends industrialisierten Welt, meisterhaft geschildert von Charles Dickens in „Oliver Twist". Das Waisenkind wurde tagelang in einen Kohlekeller eingesperrt und schlug sich später als Dieb durch. Sein Schicksal bewegte viele Leser*innen tief.

Auch im 20. Jahrhundert wurde Einsamkeit rege bearbeitet. 1950 veröffentlichte David Riesman (1958) den ersten soziologischen Weltbestseller „The lonely crowd", der in der deutschen Übersetzung den Titel „Die einsame Masse" erhielt. Darin wird geschildert, wie die Amerikaner*innen zusehends weniger von inneren Idealen geleitet werden, sondern mehr und mehr anonym von außen gelenkt sind und sich ängstigen müssen, gesellschaftlichen Trends nicht zu entsprechen. In einer solchen Massengesellschaft würden authentische Beziehungen schwieriger und seltener, was Einsamkeit vermehrt.

Einsamkeit in der Postmoderne
Eine Intensivierung der literarischen Gestaltung von Einsamkeit erfolgte in den letzten Jahrzehnten. Ein Grund dafür liege in der „neuen Einsamkeit der Postmoderne" (Möde, 1995), die darin bestehe, nicht nur fern von einem Du zu sein, sondern auch in „der inneren Entfremdung des Subjekts selbst, des Ichs". Einsamkeit werde „total" (Gösweiner, 2010, 12). Forscher*innen konstatierten eine deutliche Zunahme an sozialer Isolation in den letzten Jahrzehnten (McPherson et al., 2006). Einsamkeit wurde als „neue Volkskrankheit" diagnostiziert (Ranzheimer, 2018). Wie aber wird sie konkret erlebt? Das können am besten Literat*innen schildern.

1.2 Literarische Schilderungen von Einsamkeit

Viele Dichter durchlitten Einsamkeit in der eigenen Seele. Friedrich Nietzsche (1844–1900), der damals als Spinner belächelte Professor, schrieb: „In der Einsamkeit frisst sich der Einsame selber auf, in der Vielsamkeit fressen ihn die Vielen. Nun wähle!" (Nietzsche, 1954 I, 858).

Einsamkeit schmerzt
„Sinnbild menschlicher Einsamkeit" ist für den Dichter Hofmannsthal (1987) Ariadne, die Tochter des kretischen Königs Minos, die sich in den athenischen Helden Theseus verliebte und ihm mit ihrem Faden half, aus dem Labyrinth herauszufinden, nachdem er den blutrünstigen Minotaurus erschlagen hatte. Er versprach ihr die Ehe. Aber wie sie auf Naxos weilten, verließ er die Schlafende. Als sie aufwachte, sah sie die sich entfernenden Segel und den von ihr abgewandten Rücken ihres Geliebten und klagte, sie führe kein Leben mehr und ihr Herz sei „zerstückelt". (Hofmannsthal, 1987, 54).

„Zerstückelt Herz" assoziiert an jene Schmerzen, die Menschen spüren, wenn sie sich während dem Infarkt an die Brust greifen. Wenn Menschen an Einsamkeit leiden, aktiviert dies gleiche Hirnareale wie die Verstopfung der Herzkranzgefäße, den anterioren zingulären Kortex (Abschn. 5.1.1).

Einsam mitten unter Menschen

Klassische literarische Schilderungen der Einsamkeit verorteten diese fernab vom Gewühle der Städte. Anders die moderne Einsamkeit. Erlitten wird sie inmitten von Menschenmassen, in schnell wachsenden Großstädten. Erschütternd beschrieben hat dies Rilke (1936, 360) in Paris. Er sei unter diesen unzähligen Menschen völlig allein gewesen, von allen verleugnet, und die Eilenden seien voller Verachtung über hin gerannt wie über „eine schlechte Stellen, in der altes Wasser sich gesammelt hat."

Einsam inmitten von Millionen Menschen war, im Film „Taxi Driver", Travis Bickle, Vietnamveteran und unter Schlafstörungen leidender Taxifahrer in New York. Angewidert vom menschlichen Abschaum in der Großstadt begann er in seiner niedergekommenen Wohnung mit imaginären Gegnern zu reden. Bekannt wurde die Szene, wie er mit gezücktem Revolver vor einem Spiegel steht und sein vermeintliches Gegenüber, faktisch sich selbst, fragt: „Redest Du mit mir?" Bilanzierend klagte er, sein ganzes Leben sei er einsam gewesen. In Kneipen, im Auto, auf der Straße, in Geschäften, überall. Es gäbe kein Entrinnen vor der Einsamkeit.

Der Film war erfolgreich, nicht nur wegen der schauspielerischen Glanzleistung von Robert De Niro, sondern auch deswegen, weil er ein weit verbreitetes Lebensgefühl in beklemmender Düsternis zeigt: Einsamkeit.

Einsamkeit macht depressiv

Eindringlich geschildert hat dies der Existenzialist Jean Paul Sartre (2020) in seinem Roman „Ekel". Der Historiker Antoine Roquentin, zumeist allein in der Bibliothek, ohne feste Beziehung, unter Einsamkeit leidend, wird von einem Gefühl des Lebensekels überwältigt. Am Meeresstrand wird ihm dessen Ursprung bewusst: Es ist die Erkenntnis, überhaupt zu existieren. Auch sein eigener Körper wird ihm fremd, seine Hand, die er mit einem Messer anritzt, bis sie blutet. Freimütig gesteht er, sich so einsam gefühlt zu haben, dass er an Selbstmord gedacht habe. Zurückgehalten habe ihn nur die Vorstellung, niemand wäre über seinen Tod erschüttert, sodass er im Tod noch einsamer wäre als im Leben.

Einsamkeit kann Gewalt auslösen

Und zwar zumal gegen jene, die in die Einsamkeit trieben. Eindringlich gestaltet hat dies Euripides in seiner Tragödie Medea. Die zauberkundige Tochter des Königs von Kolchis half Jason, dem Führer der Argonauten, das goldene Vlies zu entwenden, und zog mit ihm, den sie innig liebte, nach Korinth, wo sie zwei Söhne gebar. Nach einigen Jahren wurde sie von Jason, weil dieser die Tochter des Königs ehelichen wollte, verlassen. Medea flehte den König von Attika, Aigeus, an: „Erbarm dich der elenden Frau. Lass sie einsam nicht durch die Fremde ziehn!" (Verse 710 f.). In ihrer Verlassenheit begann der Gedanke zu reifen, nicht nur die Nebenbuhlerin zu vergiften, sondern auch ihre eigenen Kinder, was sie dann auch tat.

Einsame vermenschlichen die Umwelt

Einsame neigen dazu, ihrer Umwelt menschliche Züge zu verleihen, um die Einsamkeit zu verringern. Personen, wenn häufiger einsam, nehmen Haustiere als menschlicher wahr als jene mit erfüllenden Sozialkontakten (Epley et al., 2008). Diese Anthropomorphisierung von Natur aufgrund von Einsamkeit geschieht eindrücklich in einem Gedichte von Hesse (1977, 236):

> „Seltsam im Nebel zu wandern.
> Einsam ist jeder Busch und Stein.
> Kein Baum sieht den andern.
> Jeder ist allein."

Bäume bekommen Augen. Ähnliches widerfuhr auch dem allein lebenden Protagonisten in Sartres „Der Ekel", Antoine Roquentin: Wie er an den Docks entlang lief, hätten ihn die Häuser mit „düsteren Augen" fliehen gesehen (Sartre, 2020, 125).

Einsamkeit weckt Sehnsucht

Publikumswirksam gestaltet hat dies Franz Lehar in seiner 1927 uraufgeführten Operette „Der Zarewitsch". Im Wolgalied klagt der Thronfolger Alexei, seine Jugendzeit rausche „in langer, banger Einsamkeit" dahin. Er identifiziert sich mit dem Soldaten am Wolgastrand, der dort allein Wache schiebt und singt, dass auch sein Herz sich nach Liebe sehne.

Übersicht

Literat*innen haben Einsamkeit bewegend beschrieben. Sie ist wirklicher Schmerz, physisch und seelisch, kann inmitten von Menschenmassen durchlitten werden, oft noch bitterer, als wenn man allein wäre. Sie sperrt den Einsamen in sich selbst ein und zieht ihn schlimmstenfalls hinunter in Depression und Suizidalität. Verlassenwerden und Einsamkeit können Gewalt auslösen, bis hin zum Mord. Und: Um Einsamkeit abzuschwächen, neigen Menschen dazu, ihre Umwelt zu beleben. Vor allem aber: Sie weckt Sehnsucht nach einem Du.

1.3   Was ist Einsamkeit? Definitorische Annäherung

„Einsam": ursprünglich „gemeinsam"
„Einsam" bedeutete ursprünglich, im Neuhochdeutschen und bis ins 16. Jahrhundert, das Gegenteil von heute: „einig", „einträchtig" und „gemeinsam", so in der Wendung „ein fried- und einsam hausgesind" (Grimm & Grimm, 1984, 3, 262). Geschaffen wurde das Wort „Einsamkeit" von einem der größten Meister der deutschen Sprache: Meister Eckehart (1979), und zwar als Übersetzung des lateinischen „unio": Vereinigung des Menschen mit Gott. Noch der Pietist Gerhard Tersteegen (1697–1769) dichtete: „O schönes Einsam! O süß gemeinsam, mit Gott allein" (aus Wittler, 2013, 189). Erst im 18. Jahrhundert setzte sich durch, Einsamkeit als schmerzhafte soziale Isolation aufzufassen.

Gesichter von Einsamkeit
1. Eine Sechzigjährige, seit Kurzem Witwe, steht abends am Fenster und schaut in die Seitenstraße: „Jetzt muss mein Mann doch bald zufahren", murmelt sie. Doch sein Wagen biegt nicht ein, in der Wohnung, aus der die Kinder längst ausgezogen sind, bleibt es still, nur die Wanduhr tickt leise in ihre Einsamkeit hinein, die ihr Herz umschnürt.
2. Ein Ehemann liegt schlaflos neben seiner tief schlummernden Frau, die sich in den letzten Monaten umgedreht hat, wenn er sich an sie heranschmiegte. Seit längerer Zeit wissen sie sich nur wenig zu sagen, sie geht öfters mit ihren Freundinnen aus, und er bleibt länger beim Feierabendbier. Sich neben ihr hin- und her wälzend, fühlt er sich einsamer, als wenn er allein im Bette läge.
3. Nadja hatte im Frühsommer maturiert und übersiedelte im Herbst in eine Universitätsstadt. Alleine in ihrem Zimmer vermisst sie die vielen Freunde vom Gymnasium und ihre jüngeren Geschwister. Auch klagt sie, wie schwierig es sei, an der Uni Freunde zu finden, während dem Lockdown und dem Schließen der Hörsäle erst recht.

Die klassische Definition von Einsamkeit
Was ist diesen Beispielen gemeinsam? Dass sie *„unangenehme Erfahrungen"* beinhalten, *„die dann auftreten, wenn das soziale Netzwerk einer Person in wichtiger Weise defizitär ist, sei es in quantitativer oder qualitativer Hinsicht"* (Perlman & Peplau, 1981, 31). In Beispiel 1 fehlen der Leidenden die bisher wichtigsten Bezugspersonen (quantitativer Mangel). Im zweiten Fall

ist die sozial nächste Person physisch da, aber ohne psychische Resonanz (qualitatives Defizit). Die Studentin im dritten Beispiel leidet an einem quantitativen Mangel an Sozialkontakten.

Einsamkeit ist im Kopf

Ob sich Menschen einsam fühlen oder nicht, lässt sich nicht von außen beurteilen. Gefeierte Stars, von vielen Fans umschwärmt, fühlten sich dermaßen einsam, dass sie Trost in den Drogen suchten. Hollywood-Star Charlie Sheen trank jeden Tag zwei Liter Wodka: „Ich war einsam und auf Drogen. Ist man reich und berühmt, verstehen die Leute nicht, dass man trotzdem verzweifelt sein kann" (Ebach, 2020). Umgekehrt können sich Menschen alles andere als einsam fühlen, wenn sie sich in Situationen befinden, die als prototypisch dafür gelten, so allein in einem Kerker zu sitzen. Rosa Luxemburg, während sie in der Haft mit ihrer Ermordung rechnen musste, schrieb: „Wie bin ich glücklich, man spürt schon beinahe die Johannisstimmung" (Blothner, 1993, 54). Durch die vergitterte, kleine Luke in den Himmel schauend, fühlte sie sich mit ihren Genoss*innen tief verbunden.

Einsamkeit ist infolgedessen eine zutiefst subjektive Erfahrung. Messen lässt sie sich nur über persönliche Selbsteinschätzung, was auch bei weiteren psychischen Phänomenen der Fall ist, etwa Glück (Bucher, 2018). Einsamkeit ist mehr im Kopf oder im Herzen als in den Lebensumständen (Rubenstein et al., 1979, 61). Dem gegenüber ist das Alleinsein ein objektives Faktum, wenn eine Person in keiner Interaktion mit anderen steht und keine Feedbacks erhält, sodass sie nicht auf solche reagieren muss.

Einsamkeit wird unterschiedlich erlebt

Rubenstein und Shaver (1980) sammelten 25.000 Antworten auf die Frage: „Wie fühlen Sie sich, wenn Sie einsam sind?" Die mannigfaltigen Beschreibungen ließen sich auf vier Erlebnisformen reduzieren:

1. „Verzweiflung", wenn sich Menschen in ihrer Einsamkeit panisch fühlen, hilflos, ängstlich, hoffnungslos, verlassen, verletzlich.
2. „Ungeduldige Langeweile", mit Adjektiven wie: gelangweilt, verärgert, unruhig, unfähig zur Konzentration.
3. „Selbstabwertung", wenn sich Einsame unattraktiv, minderwertig, stupid, beschämt und unsicher vorkommen.
4. „Depression": Traurig, deprimiert, leer, isoliert, entfremdet.

Die mildeste Form der Einsamkeit ist die zweite, die zumindest gelegentlich von allen erlebt wird. Ihre Folgen sind, anders als bei den drei anderen Formen, unbedenklich und oftmals produktiv, wenn sich Menschen aufraffen, unter die Leute zu gehen.

Einsamkeit beinhaltet viele Emotionen
Auch für Bound Alberti (2019, 6) ist Einsamkeit nicht ein einziger emotionaler Zustand, sondern ein „emotionales Cluster", eine Mischung aus unterschiedlichsten Gefühlen. Einsame können verärgert sein, wenn sie zurückgewiesen wurden. In ihnen kann sich Neid regen, die einzige Todsünde, die nicht auch Spaß bereiten kann, sondern die Psyche zerfrisst. Und Angst: Wird dieser bittere Zustand für immer anhalten? Grüblerisches Selbstmitleid: „Dass ich keine Freunde gewonnen habe, was ist verkehrt an mir?", so ein junger Finne (Hemberg et al., 2021, 48). Und oft das Gefühl verschlingender Leere: „Es ist ein so leeres Gefühl. Mir kommt vor, ich sei in einer anderen Welt. Ich sehe andere, aber sie sehen mich nicht" (ebd. 47). Einsamkeit gehört zu den gemischten Emotionen.

Für Einsame erstarrt die Zeit
Der Einsamkeit eigentümlich ist ein gewandeltes Erleben der Zeit. Während diese in einer geselligen Runde wie im Flug verstreicht, kann sie in der Einsamkeit erstarren. Ein einsamer junger Finne: „Ich schaue so oft auf die Uhr. Die Zeit vergeht viel zu langsam" (Hemberg et al., 2021, 47). Auch in der Depression stellt sich ein Zeitlupeneffekt ein, die Dauer von Zeitintervallen wird überschätzt (Mundt et al., 1998). Verständlich, dass anhaltende Einsamkeit in die Depression herunterziehen kann (Abschn. 5.2.1).

Einsamkeit erweist sich als emotional komplexes Phänomen. Auch gibt es mehrere Arten.

1.4   Arten von Einsamkeit

1.4.1 Soziale und emotionale Einsamkeit

Eine breit akzeptierte Differenzierung von Einsamkeit stammt von Robert Weiss (1973). Zu Beginn seines Buches „Loneliness" bedauerte er, die Psychologie habe Einsamkeit sträflich vernachlässigt, weil sie „eine so schreckliche Erfahrung ist, dass Menschen alles tun, um sie zu vermeiden" (Weiss 1973, 10). Einsamkeit ist für ihn ein beziehungsmäßiges Defizit, das zwei Ausprägungen annehmen kann. Wenn Menschen darunter leiden, keine tiefe Bindung zu jemandem zu haben, dem sie alles anvertrauen können – auch ihren Körper –, handelt es sich um *emotionale* Einsamkeit. Etwa eine Ehefrau, die ihren Mann verlor, oder ein junger Mann, der von seiner Freundin verlassen wurde. Gemäß der „Hypothese des sozialen Gehirns" von Dunbar (2014) reichen vier bis fünf nahestehende Menschen aus, dass emotionale Einsamkeit nicht aufkommt.

Anders ist die Einsamkeit eines Studenten, der in eine fremde Stadt gezogen ist und sich an der Universität immatrikuliert hat. In deren Gängen begegnen ihm Fremde. Er vermisst seine früheren Freunde. Weiss (1973) bezeichnete diese Einsamkeit als *soziale*. 15–50 gute Bekannte, sei es im Freundeskreis, in der Nachbarschaft, reichen aus, damit es nicht zu dieser Einsamkeit kommt (Dunbar, 2014).

Beide Formen schmerzen, aber gehen mit unterschiedlichen Emotionen einher. In der emotionalen Einsamkeit überwiegt die Angst, ähnlich wie bei Kindern, wenn sie sich fürchten, verlassen zu werden (Weiss, 1973, 89 f.). In der sozialen Einsamkeit werde vor allem Langeweile erlitten, Sinnlosigkeit, Minderwertigkeit. Die beiden Formen implizieren unterschiedliche Bewältigungsstrategien. Emotional Einsame werden sich eher in Datingportale einloggen, sozial Einsame sich um mehr Sozialkontakte bemühen (Russel et al., 1984).

1.4.2 Existenzielle Einsamkeit

In einer Interviewstudie mit älteren Kranken klagte ein Patient: „Die schlimmste Angst: Bald ausgelöscht zu sein. Niemand wird sich an mich erinnern" (Bolmsjö et al., 2019, 1316). Dies ist ein erschütterndes Beispiel für Einsamkeit, die als „existenziell" qualifiziert wird (Mijuskovic, 2012). Sie ist universell und „tief verwoben in unsere Existenz" (Rokach, 2015, 5). Zumal Autor*innen, die dem Existenzialismus nahestehen, betonen, letztlich sei jeder Mensch allein. „Wir sind einsam und wir bleiben einsam, insofern wir Einzelwesen sind und bleiben" (Kahl, 2015, 4). Kein Mensch, der je auf Erden wandelte, sei vom Schmerz der Einsamkeit verschont geblieben, egal ob reich oder arm, klug oder töricht. „Mensch sein heißt einsam sein" (Rolheiser, 1979, 9). Einsam sei der Mensch, wenn er bei der Geburt im Gebärkanal zusammengepresst wird. Der Philosoph Powys (1933, 37): „Wenn wir geboren werden, schreien wir. Und dieser Schrei ist der Schrei der Einsamkeit." Einsam sei der Mensch im Schlaf, einsam in Zahnschmerzen, einsam, wenn von einem schlechten Gewissen gequält, einsam, wenn er dem letzten Atemzug entgegenröchelt, auch wenn Angehörige die Wangen streicheln – in den letzten Übergang muss jeder allein.

Letztlich ist jede/r einsam

Zumal die von Descartes (1596–1650) behauptete Trennung von res cogitans (Bewusstsein) und res extensa (gegenständliche Außenwelt) impliziere eine geradezu metaphysische Einsamkeit. Der Mensch sei zwar ein winziger Teil des Kosmos, aber von diesem verschieden (Rokach, 2015, 5). So sah es auch der Philosoph Johann Gottlieb Fichte (1762–1814). Er unterteilte die Wirklichkeit in Ich und Nicht-Ich, wobei zu letzterem alles andere gehört, sei es belebt, sei es unbelebt. „Mit dieser Schlüsselunterscheidung hat Fichte den Sachverhalt benannt, in dem unsere nicht veränderbare, nicht hintergehbare Grundeinsamkeit wurzelt" (Kahl, 2015, 4). Der Theologe Paul Tillich (^{2}1991, 13): „Jedes Geschöpf ist allein, und der Mensch ist mehr allein als alle Geschöpfe, denn er weiß, dass er allein ist."

1.4.3 Weitere Formen von Einsamkeit

Episodische und chronische Einsamkeit

In Anlehnung an die in der Angstpsychologie übliche Differenzierung zwischen aktueller Zustandsangst und genereller Ängstlichkeit ist es üblich, State- und Trait-Einsamkeit auseinanderzuhalten (Farooqi, 2009). Wenn ein junger Salzburger nach Wien übersiedelt, in ein fremdes Zimmer einzieht und erste Vorlesungen besucht, gerät er in State-Einsamkeit. Diese wird in dem Maße geringer, in dem er Sozialkontakte aufnimmt. Sie ist vorübergehend und wird durch äußere Faktoren hervorgerufen.

Anders die Trait-Einsamkeit, die chronisch ist und durch innere Faktoren verstärkt wird, etwa ein scheues Wesen, geringe soziale Fertigkeiten. Diese Einsamkeit wird auch als „essenziell" bezeichnet und durch unsichere Bindungen in der frühen Kindheit begünstigt. Fatal ist, wenn eine Person mit diesen Charakterzügen in State-Einsamkeit gerät, weil es – etwa nach einem Umzug – länger dauert, aus dieser herauszukommen, wenn überhaupt.

Pathologische Einsamkeit

Diese ist nicht so zu verstehen, als ob Einsamkeit eine Krankheit wäre, auch wenn sie als solche diagnostiziert wurde (Tiwari, 2013) und die Gesundheit schädigt (Kap. 5). Aber imaginieren wir uns folgende Persönlichkeit: Narzisstisch auf sich selbst fixiert, unfähig, sich in andere einzufühlen.

Sie wird nicht viele Freunde haben und weniger Unterstützung erhalten als Personen, die warmherzig „Danke" sagen (Gasiorowska et al., 2021). Einsamkeit kann aus Pathologien resultieren. Zumal Menschen in schweren Depressionen sind häufiger einsam, aber auch solche mit Borderlinestörungen, die kaum stabile Beziehungen pflegen können (Abschn. 3.3).

Kollektive Einsamkeit

Wir haben ein tiefsitzendes Bedürfnis, dazuzugehören (Baumeister & Leary, 1995), nicht nur im sozialen Nahbereich, sondern auch zu größeren Gruppen, die ähnliche Werte teilen und Ziele verfolgen. Dabei kann es sich um die Mitarbeiter*innen einer Firma handeln, die Angestellten der Universität, bis hin zu einer ganzen Nation, so in der Kriegsbegeisterung im August 1914, als Wilhelm II. ausrief, es gäbe nur noch Deutsche. Fehlen solche Gruppen, die Dunbar (2014) zufolge weit mehr als 150 Mitglieder aufweisen können, die man nicht persönlich zu kennen braucht, entsteht Einsamkeit, die als „kollektiv" bezeichnet zu werden pflegt.

Kulturelle Einsamkeit

Ein Austauschstudent, der aus einem muslimischen Land stammt und an einer westlichen Universität studiert, hat es, zumindest anfänglich, nicht leicht. Während in seiner Heimat Alkohol verboten ist, treffen sich die neuen Kommiliton*innen in Bars, gelegentlich zum Wetttrinken. In seinem Herkunftsland tragen die jungen Frauen Kopftücher und sollen jungfräulich in die Ehe, hier flirten die Studentinnen mit wechselnden Bekanntschaften. Dadurch entsteht Einsamkeit, die als „kulturell" bezeichnet wird (Patron, 2015). Sie wird verstärkt, wenn Heimweh dazu kommt und Student*innen aus anderen Kulturen Diskriminierung verspüren.

1.5 Einsamkeit: Abgrenzung von nahestehenden Konstrukten

Psychische Phänomene werden konturierter, wenn sie in Beziehung zu nahestehenden Konstrukten gestellt und Unterschiede sowie Gemeinsamkeiten herausgearbeitet werden. Im Folgenden wird Einsamkeit von sozialer Isolation abgegrenzt, sodann, mit dieser zusammenhängend, von sozialer Exklusion, Entfremdung, Anomie und Heimweh.

Soziale Isolation

Von dieser wird Einsamkeit am häufigsten abgegrenzt (De Jong Gierveld, 2006). In letzterer haben Menschen nur wenige oder gar keine sozialen Kontakte und sind sie physisch häufiger, mitunter stets allein. Extremfälle sind Personen, die in Einzelhaft gesteckt werden, keinen Menschen sehen, keine Stimme hören, oft über Wochen, Monate, Jahre. Dies führt zu Kopf- und Muskelschmerzen, Gedächtnisverlust, Halluzinationen. Viele geraten in Panik, sinken in Depression und Apathie (O'Donnell, 2014, 61 f.). Allerdings treten solche desaströsen Effekte nicht zwingend auf. Tagelang in Einzelhaft saß der Theologe Dietrich Bonhoeffer und schrieb: „Ich bin einsam, aber du (Gott) verlässt mich nicht" (Bonhoeffer, 1980, 73). Der britische Schriftsteller Terry Waite wurde im Libanon von den Hisbollah-Milizen 1736 Tage in Einzelhaft gehalten und gewann dem Alleinsein Positives ab: Mehr Selbsterkenntnis, innere Verbundenheit mit den wirklich wichtigen Menschen (O'Donnell, 2014, 59).

Soziale Isolation ist nicht zwingend Einsamkeit, wie sie auch inmitten von Menschenmassen erlitten werden kann. Etliche Studien fanden keine nennenswerten Zusammenhänge zwischen wenig Sozialkontakten und subjektiver Einsamkeit (Coyle & Dugan, 2012). Aber deutlich mehr Untersuchungen wiesen nach, dass soziale Isolation schmerzhafte Einsamkeit begünstigt (Czaja et al., 2021).

Sozialer Ausschluss

Unüberbietbar vollzogen wurde dieser im Dritten Reich an den Juden, denen es verwehrt wurde, öffentliche Ämter zu bekleiden und ins Theater zu gehen. Eine soziale Exklusion liegt dann vor, wenn Menschen nicht an Interaktionen partizipieren dürfen oder können, an denen sie gerne teilnähmen (Hajek & König, 2017, 2). Oft ist dies bedingt durch körperliche Gebrechen, aber auch Armut – ein Sozialhilfeempfänger kann sich keine 315 € für den Wiener Opernball leisten –, schlimmstenfalls durch rassistische Schikanen wie während der Apartheid. Obschon gelegentlich synonym verwendet (Victor et al., 2000), sind Einsamkeit und soziale Exklusion nicht identisch. Menschen können sich einsam fühlen, wenn sie in keinster Weise ausgegrenzt sind, und sie können alles andere als einsam sein, auch wenn ihnen viele Türen verschlossen sind. Aber Ausschluss kann Einsamkeit begünstigen.

Entfremdung

Der Begriff geht auf Karl Marx (1818–1883) zurück und bedeutet, dass in einer kapitalistischen Gesellschaft die Arbeiter*innen mit fremden

Produktionsmitteln Dinge anfertigen müssen, die sie nicht besitzen. Entfremdung kann aber auch sozial aufgefasst werden: Wenn Menschen zur bitteren Einsicht gelangen, nicht wirklich zu ihrer Umgebung zu gehören (Osin, 2009). Entfremden können sich Menschen von ihren Herkunftsfamilien, Ehepartner*innen, Freund*innen, aber auch vom gesellschaftlichen Umfeld, wenn in diesem andere Werte vorherrschen. Leicht in Entfremdung geraten Flüchtlinge, wenn sie sich in einer fremden Kultur nicht anpassen können, oder Menschen mit sexuellen Orientierungen, die geächtet werden. Entfremdung hängt negativ mit Glück, Lebenszufriedenheit, Lebenssinn und positiven Sozialbeziehungen zusammen (Osin, 2009), positiv mit Einsamkeit (Gupta, 2014). Aber Entfremdung und Einsamkeit sind nicht zwingend deckungsgleich. In einer Flüchtlingsfamilie kann emotionale Nähe verspürt werden, obschon diese vom gesellschaftlichen Umfeld entfremdet ist. Einsamkeit wird aber dann erlitten, wenn Entfremdung im sozialen Nahbereich eintritt.

Anomie
Geprägt hat den Begriff der Soziologe Emile Durkheim (1983) in seiner Studie über den Suizid. Gemeint ist damit ein Rückgang an moralischen Werten und Normen, wodurch der soziale Zusammenhang geschwächt wird und Menschen in Vereinzelung und Konkurrenz zugleich geraten. Durkheim (1983) konstatierte häufigere Selbsttötungen bei starker Anomie, die mit unzureichender sozialer Integration, Orientierungslosigkeit und Einsamkeit einhergeht. Anschaulich geschildert hat dies eine Afrikanerin, die in die USA geflüchtet war: „Manchmal frage ich mich, warum ich überhaupt lebe. Gut, ich habe drei Kinder, aber die werden groß. Ich fühle mich einsam hier und habe keinen Job" (Owino & Weber, 2020, 75).

Heimweh
Dieses ist ein letztes Phänomen, das auf Einsamkeit bezogen wurde. Es ist universal und wurde zu allen Zeiten erlebt, von den deportierten Israeliten in Babylon, von Odysseus bei der bezirzenden Nymphe Calypso. Heimweh ist Stress, wenn Menschen nicht dort sein können, wo sie sich zu Hause fühlen. Es kann überall auftreten, bei Kindern, wenn sie im Spital liegen, aber auch im Sommerlager in fantastischer Umgebung (Demetriou et al., 2021).

Heimweh kann Einsamkeit sein, wenn die dort lebenden Angehörigen fehlen. Doch sie muss es nicht, weil auch in der Fremde erfüllende Sozialkontakte gepflegt werden können. Aber Heimweh wird durch Einsamkeit verstärkt. Student*innen, die an fremdländischen Universitäten unter

Heimweh litten, waren einsamer (Hendrickson et al., 2010). An Heimweh und Einsamkeit gemeinsam ist, dass beide durch einen unsicheren Bindungsstil begünstigt werden (Shal et al., 2011) und gleiche ungünstige Auswirkungen haben können: Depression und Angst (Kap. 5).

Übersicht

„Einsam" bedeutete ursprünglich „vereint sein" und steht erst seit dem 18. Jahrhundert für Defizite in den Sozialkontakten, sei es quantitativ oder qualitativ. Einsamkeit, auch inmitten von Menschenmassen möglich, ist eine subjektive Erfahrung und geht mit mannigfaltigen unangenehmen Emotionen einher: Angst, Ärger, Neid. Angemessen ist, zwischen sozialer und emotionaler Einsamkeit zu differenzieren. Die existenzielle Einsamkeit kulminiert darin, dass jeder Mensch allein in den Tod geht. Einsamkeit kann episodisch sein, was allen vertraut ist, aber auch chronisch. Häufig wird sie mit sozialer Isolation gleichgesetzt, was insofern nicht ganz zutreffend ist, als letztere – im Unterschied zum aufgezwungenen sozialen Ausschluss – freiwillig aufgesucht werden kann. Einsamkeit auslösen und verstärken können auch Entfremdung, Anomie und Heimweh. Das folgende Kapitel schildert, wie Einsamkeit gemessen wird.

Literatur

Baumeister, R. F., & Leary, M. R. (1995). The need to belong. Desire for interpersonal attachment as a fundamental human motivation. *Psychological Bulletin, 117,* 497–529.

Blothner, D. (1993). *Der glückliche Augenblick. Eine tiefenpsychologische Erklärung.* Bouvier.

Bolmsjö, I., et al. (2019). Existential loneliness: An attempt to an analysis of the concept and the phenomenon. *Nursing Ethics, 26,* 1310–1325.

Bonhoeffer, D. (1980). *Widerstand und Ergebung. Briefe und Aufzeichnungen aus der Haft.* Gütersloher Verlagshaus.

Bound Alberti, F. (2019). *A biography of loneliness.* Oxford University Press.

Bucher, A. A. (2018). *Psychologie des Glücks* (2. vollständig überarbeitete und aktualisierte Aufl.). Beltz.

Coyle, C. E., & Dugan, E. (2012). Social isolation, loneliness and health among older adults. *Journal of Aging and Health, 24,* 1346–1363.

Czaja, S. J., et al. (2021). Social support, isolation, loneliness, and health among older adults in the PRISM randomized controlled trial. *Frontiers in Psychology, 12*(728658), 1–14.

De Jong-Gierveld, J. (2006). Loneliness and social isolation. In D. Perlman & A. Vangilisti (Hrsg.), *The cambridge handbook of personal relationships* (S. 485–499). University Press.

Demetriou, E. A., et al. (2021). An evaluation of homesickness in children: A systematic review and meta-analysis. *Journal of Affective Disorders.* https://doi.org/10.1016/j.jad.2021.09.068.

Dietrich, G. (1989). *Der einsame Mensch in der Dichtung. Literaturpsychologie der Einsamkeit und der Einsamkeitsbewältigung.* Roderer.

Dunbar, R. I. (2014). The social brain: Psychological underpinnings and implications for the structure of organizations. *Current Directions in Psychological Science, 23,* 109–114.

Durkheim, E. (1983). *Der Selbstmord.* Suhrkamp.

Ebach, J. (2020). *Charlie Sheen: „Ich war einsam und auf Drogen".* https://www.ots.at/presseaussendung/OTS_20040212_OTS0030/charlie-sheen-ich-war-einsam-und-auf-drogen.

Eckehart, M. (1979). *Deutsche Predigten und Traktate.* Diogenes.

Epley, N., et al. (2008). Creating social connection through inferential reproduction. Loneliness and perceived agency in gadgets, gods, and greyhounds. *Psychological Science, 19,* 114–120.

Farooqi, S. (2009). When trait and state loneliness come together. http://www.lifeandpsychology.com/2009/08/when-trait-and-state-loneliness-come.html.

Gasiorowska, W., et al. (2021). Narcissm, social supprt, and loneliness during the pandemic. *Personality and Individual Differences, 181,* 111002.

Gösweiner, F. (2010). *Einsamkeit in der jungen deutschsprachigen Literatur der Gegenwart.* Studienverlag.

Grimm, J., & Grimm, W. (1984). *Deutsches Wörterbuch.* Deutscher Taschenbuch Verlag.

Gupta, S. (2014). Alienation and quality of life: An empirical study on personal predictor of loneliness. *International Journal of Science and Research, 3,* 1355–1358.

Hajek, A., & König, H. H. (2017). The association of falls with loneliness and social exclusion: Evidence from the DEAS German ageing survey. *BMC Geriatrics, 17*(204), 1–11.

Hemberg, J., et al. (2021). Loneliness – Two sides of the story: Adolescents' lived experiences. *International Journal of Adolescence and Youth, 26,* 41–56.

Hendrickson, B., et al. (2010). An analysis of friendship networks, social connectedness, homesickness, and satisfaction levels of international students. *International Journal of Intercultural Relations, 35,* 281–295.

Hesse, H. (1977). *Die Gedichte.* Suhrkamp.

Hofmannsthal, H. (1987). *Ariadne auf Naxos: Oper in einem Aufzug nebst einem Vorspiel.* Verlag A. Fürstner.

Kahl, J. (2015). Kleine Philosophie der Einsamkeit. Sag Ja zu einem existenziellen Grundsachverhalt. http://www.kahl-marburg.privat.t-online.de/kahl_einsamkeit.pdf.

Lepenies, W. (1969). *Melancholie und Gesellschaft.* Suhrkamp.

McPherson, M., et al. (2006). Social isolation in America: Changes in core discussion networks over two decades. *American Sociological Review, 71,* 353–375.

Mijuskovic, B. L. (2012). *Loneliness in philosophy, psychology, and literature.* Universe Inc.

Möde, E. (1995). *Die neue Einsamkeit der Postmoderne.* Edition Psychosymbolik.

Mundt, C., et al. (1998). Zeiterleben und Zeitschätzung depressiver Patienten. *Der Nervenarzt, 69,* 38–45.

Nietzsche, F. (1954). Werke in drei Bänden, hg. von K. Schlechta, Hanser.

O'Donnell, I. (2014). *Prisoners, solitude, and time (Clarendon Studies in Criminology).* Oxford University Press.

Osin, E. (2009). Subjective experience of alienation: Measurement and correlates. *Existenzanalyse, 26,* 4–11.

Owino, J., & Weber, C. D. (2020). Explicating anomie in refugee women's integration narratives: A qualitative research study. *International Journal of Intercultural Relations, 74,* 69–79.

Patron, M. C. (2015). Student's loneliness during cross-cultural adjustments. In A. Sha'ked & A. Rokach (Hrsg.), *Addressing loneliness. Coping, prevention, and clinical interventions* (S. 51–65). Routledge.

Perlman, D., & Peplau, L. A. (1981). Toward a social psychology of loneliness. In R. Gilmour & S. Duck (Hrsg.), *Personal relationships 3: Personal relationships in disorder* (S. 31–43). Academic.

Powys, J. (1933). *A philosophy of solitude.* Simon & Schuster.

Ranzheimer, H. (2018). Einsamkeit – Die neue Volkskrankheit. Science orf. https://science.orf.at/v2/stories/2915401/.

Riesman, D. (1958). *Die einsame Masse. Eine Untersuchung über die Wandlungen des amerikanischen Charakters.* Rowohlt.

Rilke, R. M. (1936). Gesammelte Briefe. In R. Sieber-Rilke & C. Sieber (Hrsg.), Insel.

Rokach, A. (2015). Loneliness, alienation, solitude, and our lives. In A. Sha'ked & A. Rokach (Hrsg.), *Addressing loneliness. Coping, prevention, and clinical interventions* (S. 1–19). Routledge.

Rolheiser, R. (1979). *The loneliness factor. Its religious and spiritual meaning.* Dimension Book.

Rubenstein, C., & Shaver, P., et al. (1980). Loneliness in two northeastern cities. In J. Hartog (Hrsg.), *The anatomy of loneliness* (S. 319–337). International University Press.

Rubenstein, C., et al. (1979). Loneliness. *Human Nature, 2,* 58–65.

Russel, D., et al. (1984). Social and emotional loneliness: An examination of Weiss's typology of loneliness. *Journal of Personality and Social Psychology, 46,* 1313–1321.

Sartre, J. P. (2020). *Der Ekel.* Rowohlt.

Shal, R. Z., et al. (2011). Survey the relationship between attachment style and general self efficacy with homesickness among college students. *Procedia. Social and Behavioral Sciences, 30,* 538–541.

Tillich, P. (²1991). Verlassenheit und Einsamkeit. In P. Tillich (Hrsg.), *Das Ewige im Jetzt. Religiöse Rede, 3. Folge* (S. 13–21). de Gruyter.

Tiwari, S. C. (2013). Loneliness: A disease? *Indian Journal of Psychiatry, 55,* 320–322.

Victor, C., et al. (2000). Being alone in later life: Loneliness, social isolation and living alone. *Reviews in Clinical Gerontology, 10,* 407–417.

Weiss, R. (1973). *Loneliness: The experience of emotional and social isolation.* MIT Press.

Wittler, K. (2013). Einsamkeit. Ein literarisches Gefühl im 18. Jahrhundert. *Deutsche Vierteljahrsschrift für Literaturwissenschaft und Geistesgeschichte, 87,* 186–216.

Zimmermann, J. G. (1784/1785). Über die Einsamkeit (4. Bd.). Weidmanns Erben und Reich, nachgedruckt von hanse.

2

Messung und Ausmaß von Einsamkeit

In diesem Kapitel können Sie entdecken, welche Messinstrumente für Einsamkeit verwendet werden und selber erheben, wie einsam Sie von Psycholog*innen diagnostiziert würden. Auch können Sie sich an aktuellen repräsentativen Studien orientieren, wie viele Menschen sich wirklich einsam fühlen.

Um Einsamkeit psychologisch und soziologisch zu analysieren, muss sie gemessen werden. Aber wie? Über die Anzahl und Länge der Sozialkontakte? Aber Menschen können sich mitten im Partytrubel einsam fühlen. Und eine Studentin, viel Zeit allein in ihrer Bude, kann sich zutiefst verbunden fühlen, wenn sie an ihren Freund und an ihre Familie denkt.

Messen lässt sich Einsamkeit nur durch Selbsteinschätzung. Zahlreichen Studien erfragten das Ausmaß an Einsamkeit direkt, so Shiovitz-Ezra und Ayalon (2012): „Fühlten Sie sich in der letzten Woche die meiste Zeit einsam?", was verneint oder bejaht werden konnte. Sundström et al. (2009) wollten von 8787 Europäer*innen wissen: „Wie oft haben Sie sich in der letzten Woche einsam gefühlt? Fast die ganze Zeit, meistens, manchmal, fast nie?"

Bei der direkten Messung von Einsamkeit ist in Rechnung zu stellen, was als deren „Stigmatisierung" diskutiert wird. In einer extravertierten Gesellschaft kann es nachteilig sein, sich als einsam zu outen. Eine oft zitierte Studie wies nach, dass Einsame als defizitär wahrgenommen werden: Psychisch instabiler, geringere Sozialkompetenz, weniger attraktiv, sodass sie auch seltener als Freunde gewünscht werden (Lau & Gruen, 1992). Einsamkeit kann verschwiegen werden, um sich vorteilhaft zu präsentieren.

A. A. Bucher, *Einsamkeit – Qual und Segen,* https://doi.org/10.1007/978-3-662-67022-4_2

Ihr Ausmaß direkt zu erfragen sei problematisch. Es macht einen Unterschied, ob formuliert wird: „Wie oft sind Sie einsam?" Oder: „Wie oft haben Sie das Gefühl, viel mit den Menschen um Sie herum gemeinsam zu haben?" Dieses Item (Fragebogenformulierung) stammt aus jenem Einsamkeitsfragebogen, der bisher weltweit am häufigsten eingesetzt wurde, dem UCLA: University of California Los Angeles.

2.1 Der UCLA-Einsamkeitsfragebogen

Erarbeitet wurde dieser, bereits in den 1970er-Jahren, von Russel et al. (1978), die Pioniere in der Erforschung von Einsamkeit waren und es „bedenklich" fanden, dass diese, die „ein ernst zu nehmendes Gesundheitsproblem" sei, kaum untersucht werde. Sie vermieden es, Menschen direkt nach „Einsamkeit" zu fragen, sondern legten ihnen Sätze wie folgende vor: „Ich fühle mich ausgeschlossen", „Menschen sind um mich herum, aber nicht mit mir."

In der ersten Fassung waren alle 20 Fragen negativ formuliert, u. a.: „Ich habe niemanden, mit dem ich reden kann." Dies kann entsprechende Antworttendenzen verstärken. Um diese abzuschwächen, formulierten Russel et al. (1980) elf der 20 Items positiv, u. a.: „Es gibt Menschen, denen ich mich nahefühle." Für die Statistik werden die Werte umgepolt. Die Aussagen waren bezüglich ihrer Häufigkeit zu beurteilen: „nie" (1), „selten" (2), „manchmal" (3), „ständig" (4).

Die Befragten konnten folgende elf Aussagen zu Einsamkeit einschätzen (Russel 1996): Wie oft ihnen ein Gefährte fehlt, keine Ansprechperson vorhanden ist, sie sich allein fühlen, niemandem nahe, keine*r ihre Interessen teilt, sich ausgegrenzt fühlen, Beziehungen zu anderen bedeutungslos sind, niemandem wirklich bekannt zu sein, isoliert sein, schüchtern, zwar von anderen umgeben und nicht mit ihnen zusammen. Ebenso neun Aussagen zum Gegenteil von Einsamkeit, so dass die Häufigkeitswerte umzupolen sind (1 wird 4 etc.): Wie oft sie sich im Einklang mit ihren Mitmenschen fühlen, als Teil einer Gruppe, mit anderen Menschen vieles gemeinsam haben, sich selber als freundlich fühlen, anderen Menschen nahe sein, wenn nötig Gemeinschaft finden, verständnisvolle Menschen haben, mit Menschen reden können, sich an andere wenden können.

Wenn die Werte aufaddiert werden, ist 20 der niedrigste Wert. Eine solche Person wäre überhaupt nie einsam. 80 wäre der Maximalwert: Absolut beständige Einsamkeit. Als Normwerte werden angegeben (Cacioppo & Patrick, 2011, 346):

* 20–28: geringe Einsamkeit
* 29–43: mittelmäßige Einsamkeit
* 44–80: stark ausgeprägte Einsamkeit

Russel (1996) ließ diesen Fragebogen von 487 Student*innen, 305 Kranken-schwestern, 311 Lehrer*innen und 284 älteren Personen bearbeiteten. Wider Erwarten am seltensten einsam fühlten sich die Pensionist*innen, die einen Wert von 31,5 erhielten, während die Lehrer*innen und Kranken-schwestern, obschon täglich unter Menschen, auf einen Wert von 40 kamen. Möglicherweise stellen ältere Personen nicht mehr so hohe Ansprüche bezüglich der Häufigkeit sozialer Kontakte und sind zufriedener mit den-jenigen, die sie (noch) haben.

Deutschsprachige Varianten der UCLA-Skala
Die UCLA-Skala wurde auch im deutschen Sprachraum eingesetzt. Lamm und Stephan (1987) fanden bei 154 Studierenden einen Mittelwert von 37, was mittelmäßige Einsamkeit bedeutet. Männer sind gleich häufig bzw. selten einsam wie Frauen. Häufiger einsam ist jedoch, wer sich selbst als weniger attraktiv einschätzt (r = −,38) (r steht für den Korrelationsko-effizienten, der Ausprägungen zwischen 1 [maximaler positiver Zusammen-hang] und −1 [maximaler negativer Zusammenhang] annehmen kann). Aber: Bewirkt geringere Attraktivität, dass andere sich sozial zurückhalten? Oder führt Einsamkeit dazu, sich für unattraktiv zu halten?

Eine „deutsche Neukonstruktion der USCA Loneliness Scale" erarbeiteten Döring und Bortz (1993), die sie 592 Personen vorlegten. Es zeigten sich keine geschlechtsspezifischen Differenzen, jedoch solche zwischen Osten und Westen. Die Befragten in den neuen Bundes-ländern fühlten sich seltener einsam. Ursächlich seien spezifische Lebens-bedingungen der ehemaligen DDR: Vollbeschäftigung, vielfältige soziale Netzwerke. Auch Bildung hat einen Einfluss. Am häufigsten einsam waren Personen mit Hauptschulabschluss, die gefährdeter sind für Arbeitslosigkeit und ein geringeres Sozialprestige haben. Effekte zeigte auch das Alter: Am einsamsten waren junge Erwachsene, gefolgt von den über 65-Jährigen.

Eine Kurzfassung der UCLA-Skala
Mit 20 Items ist die UCLA Einsamkeitsskala ein durchschnittlich umfang-reiches Instrument. Für Telefonumfragen ist sie jedoch zu lang, bei älteren Personen, eine Zielgruppe der Einsamkeitsforschung, erst recht. Aus diesem Grunde entwickelten Hughes et al. (2004) eine Kurzform aus drei Items, die zwischen „fast nie" (1), „manchmal" (2) und „oft" (3) beurteilt werden

können. Gefragt wurde, wie oft sich Befragte ausgegrenzt fühlen, wie oft isoliert, und wie oft ihnen ein Gefährte fehle. Werden die Werte aufaddiert, ist der niedrigste Wert 3, was nicht einsam bedeutet. Liegt die Summe zwischen 4 und 6, ist Einsamkeit mäßig, und bei 7 bis 9 stark (Das et al., 2021). Diese drei Items reichen aus, um Einsamkeit einigermaßen verlässlich zu messen. Um Einsamkeit verlässlich zu messen, scheinen diese drei Items ausreichend.

Modifikationen der UCLA-Skala
Jeder Mensch ist gelegentlich einsam, was schadlos bleibt. Anders die chronische Einsamkeit. Gerson und Perlman (1979) plädierten dafür, zwischen befristeter und anhaltender Einsamkeit zu unterscheiden und formulierten zwei Fassungen der UCLA-Skala. In der ersten begannen die Fragen: „Während den letzten paar Tagen …", in der zweiten: „Während den letzten paar Jahren …". Männer und Frauen, zu chronischer Einsamkeit neigend, waren in einem Kommunikationsexperiment zurückhaltender, situativ Einsame gesprächsfreudiger. Befristete Einsamkeit treibe auch dazu an, Kontakte zu knüpfen.

Die UCLA-Skala hat sich weltweit durchgesetzt. Die Taiwaner Wu und Yao (2008) übersetzten die Items in ihre Landessprache und wiesen nach: Wer sich häufiger einsam fühlte, registrierte geringere soziale Unterstützung, war ängstlicher und neigte zu einem vermeidenden Bindungsstil, gemäß dem emotionale Nähe als Bedrohung von Selbstständigkeit erlebt wird. Aber trotz ihrer häufigen und weltweiten Verwendung wurde die UCLA-Skala kritisiert. Einsamkeit sei nicht eindimensional, sondern mehrdimensional.

2.2   Multidimensionale Einsamkeitsskalen

2.2.1   Die Einsamkeitsskala von De Jong-Gierveld

Intensiv mit der Empirie der Einsamkeit beschäftigt hat sich die niederländische Demografin Jenny De Jong-Gierveld. Um Einsamkeit zu messen, entwickelte sie eine Skala, die von der Unterscheidung zwischen sozialer und emotionaler Einsamkeit inspiriert war. Sie besteht aus elf Items, die zwischen „nie, selten, manchmal, oft, immer" zu beurteilen sind (De Jong-Gierveld & Van Tilburg, 2006, 586). Beispiele für emotionale Einsamkeit sind: „Ich vermisse einen wirklich engen Freund." „Ich erlebe ein allgemeines Gefühl der Leere." Und für soziale: „Ich finde den Kreis meiner Freunde und

Bekannten zu begrenzt", „Ich vermisse das Vergnügen der Gemeinschaft mit anderen."

2.2.2 Emotionale und soziale Einsamkeit bei Erwachsenen

Inbegriff von Einsamkeit ist, keine Intimität pflegen zu können und nicht im Schoß einer Familie geborgen zu sein. Die bisher erörterten Einsamkeitsskalen sprechen diese Bereiche, nicht an. Anders die Psychologen DiTommaso und Spinner (1993), die Einsamkeit danach unterschieden, ob sie eintritt aufgrund von Defiziten im Intimbereich, der Familie, dem sozialen Umfeld. Entsprechend wurden drei Subskalen gebildet:

1. Romantisch: zwölf Items: „Ich wünsche mir jemanden, mit dem ich mein Leben teilen kann."
2. Familie, elf Items: „Niemand in meiner Familie kümmert sich wirklich um mich."
3. Sozial: 14 Items: „Ich habe keine Freunde, aber ich wünsche, ich hätte solche."

Die 37 Aussagen wurden von 450 Personen beurteilt. Zwischen den drei Einsamkeitsbereichen bestehen nur niedrige Zusammenhänge. Demnach gäbe es nicht eine generelle Einsamkeit, sondern bereichsspezifische. Menschen können darunter leiden, wenig Freunde zu haben, aber sich dafür im Familienkreis besonders geborgen fühlen – und umgekehrt.

2.2.3 Vielfältige Gefühle in der Einsamkeit: Ein multidimensionales Messinstrument

In der Einsamkeit verspüren Menschen unterschiedliche Emotionen. Diese versuchten Scalise et al. (1984) zu erfassen, indem sie Studierende baten, stichwortartig festzuhalten, wie sie sich fühlen, wenn sie einsam sind. 70 Adjektive (u. a. „traurig") wurden anschließend von 763 Personen beurteilt: „Wenn ich einsam bin, verspüre ich X: nie (1) – immer (4) bzw. dieses Gefühl ist jeweils: schwach (1) – überwältigend (5)". Es konnten vier Gruppen gebildet werden.

1. Niedergeschlagenheit: Einsame fühlen sich „gering, traurig, deprimiert, trübsinnig, voller Selbstmitleid, verletzt, verwirrt, entmutigt, elend, unglücklich." Die häufigste Gruppe.
2. Erschöpfung: „Leer, aufgelöst, hohl, abgelegen, entfremdet, taub, passiv, zerbrochen, zurückgezogen, abgetrennt." Am zweithäufigsten.
3. Isolation: „Ungeliebt, wertlos, hoffnungslos, nicht gemocht, verlassen, nicht akzeptiert, gesichtslos, verwaist, ausgeschlossen, nutzlos." Dritter Rangplatz.
4. Agitation: „Verärgert, nervös, gedemütigt, schuldbeladen, selbstquälerisch, aggressiv, feindselig, gekränkt, erschrocken, angespannt." Am seltensten.

Scalise et al. (1984) belegten damit empirisch, was die Historikerin Bound Alberti (2019) anhand von literarischen Texten aus den drei letzten Jahrhunderten herausgearbeitet hatte. Einsamkeit ist nicht eine einzelne Emotion, sondern ein „emotionales Cluster" mit einer breiten Spannweite, von erschöpfter Traurigkeit bis hin zu zorniger Aggressivität.

2.2.4 Eine Einsamkeitsskala für Kinder

Einsamkeit lässt eher an betagte Menschen denken, verwitwet oder in Pflegeheimen, und weniger an Kinder, die, wenn sie zusammenkommen, unvermeidlich miteinander zu spielen beginnen. Doch Einsamkeit kennt keine Altersgrenzen (Kap. 4). Auch Kleinkinder können sich einsam fühlen, wenn andere spielen und Spaß haben. Um Einsamkeit in der Kindheit zu messen, entwickelten Asher et al. (1984) eine Skala aus 16 leicht verständlichen Items. Einige wurden von 506 Kindern folgendermaßen beurteilt:

	Immer wahr	Meistens wahr	Manchmal wahr	Wenig wahr	Überhaupt nicht wahr
Ich habe niemandem, mit dem ich reden kann	6 %	6 %	14 %	19 %	55 %
Es fällt mir schwer, Freunde zu gewinnen	10 %	8 %	20 %	20 %	42 %
Ich bin einsam	6 %	6 %	16 %	20 %	52 %

Jedes achte Kind hat die meiste Zeit niemanden zum Reden!

2.2.5 Einsamkeit in der Zweisamkeit

Besonders bitter ist Einsamkeit, wenn sie in intimen Beziehungen, speziell in Ehen erlitten wird. Dies kann auftreten, weil ein/e Partner/in registrieren muss, dass der/die andere immer weniger Interesse zeigt, wortkarger wird, kaum mehr in die Augen schaut und weniger Zeit für gemeinsame Unternehmungen hat. Aber auch dann, wenn er/sie den/die andere nicht mehr interessant und attraktiv findet, während dem Sex von anderen träumt und sich auch nach solchen umschaut. Für dieses sensible Phänomen entwickelten Rokach et al. (2022) einen Fragebogen, indem sie im ersten Schritt 108 erwachsene Israelis baten, so konkret wie möglich zu erzählen, wie sie Einsamkeit in einer engen Beziehung erlebt hätten. Es kamen nicht weniger als 533 unterschiedliche Einzelinhalte zusammen, die in einem weiteren Schritt in 123 Items überführt wurden. Komplexe statistische Berechnungen führten zur Endfassung mit 14 Items, die drei Dimensionen abdecken:

1. Loslösung: „Ich dachte daran, die Beziehung zu beenden."
2. Verletzung: „Ich spürte einen tiefen Schmerz."
3. Schuld: „Ich fühlte mich schuldig für meine Untaten in der Beziehung/ der Ehe."

Frauen verzeichneten höhere Werte bei Verletzung und Loslösung, Männer bei Schuld. Auch zeigten sich durchgängig positive Zusammenhänge dieser drei Subskalen mit genereller Einsamkeit (UCLA), emotionaler und sozialer Einsamkeit, psychischer Belastung und Neigung zu Depressivität. Wohl nirgends können Menschen einsamer sein als in der Zweisamkeit.

2.2.6 Einsamkeit direkt messen

Das Kapitel begann mit der strittigen Frage, ob Einsamkeit direkt oder indirekt zu messen sei. Führen die beiden Messarten zu unterschiedlichen Einsamkeitsquoten? Die Befunde sind gemischt. Aber Newmyer et al. (2021) sichteten 14 Studien aus 31 Ländern, in denen Einsamkeit sowohl mit „In der letzten Woche fühlte ich mich einsam: nie (1) bis sehr oft" (4) als auch mit längeren Skalen erhoben wurde: Kurzfassung des UCLA (Hughes et al., 2004), das Instrument von De Jong-Gierveld und Tilburg (2006). In allen Studien zeigten sich hoch signifikante Korrelationen zwischen dem Einzelitem und den aufwendigeren Skalen: „Wir fanden, dass einzelne Items Einsamkeit gut messen" (Newmyer et al., 2021, 1412).

Übersicht

Einsamkeit wird unterschiedlich gemessen, teils direkt mit Einzelitems, teils indirekt mit umfangreichen Skalen. Bald wird sie als eindimensionales Phänomen erfasst, so vom UCLA, bald als multidimensional, insbesondere differenziert in soziale und emotionale Einsamkeit. Allein schon von daher ist zu erwarten, dass Studien, unterschiedlich messend, zu uneinheitlichen Einsamkeitsquoten führen.

2.3   Wie viele Menschen sind einsam?

Zusehens mehr Menschen seien vereinsamt, wurde in den vergangenen Jahren noch und noch gewarnt. „Die große Krankheit unserer Zeit? Nicht COVID-19, sondern das Monster der Moderne: Einsamkeit" (Horx & Horx-Strathern, 2020). Stimmt das? Nur bedingt!

Online-Studien bringen mehr Einsamkeit zutage
Die weltweit größte Einsamkeitsstudie führte im Jahr 2018 die BBC durch (Hammond, 2020). In 237 Ländern bearbeiteten 46.054 Personen, zwischen 16 und 99 Jahre alt die UCLA-Skala. Ein Drittel (33 %) gab an, oft einsam zu sein. Entgegen dem Stereotyp der vereinsamten Alten waren Jugendliche und junge Erwachsene einsamer (40 % öfters), die über 75-Jährigen am seltensten (27 %). Männer fühlen sich häufiger einsam als Frauen.

Wie wenig abgesichert – und widersprüchlich – das Wissen über die Prävalenz von Einsamkeit ist, zeigt das Sozio-ökonomische Panel der Bundesrepublik (SOEP), die größte soziologische Studie hierzulande (Eyerund & Orth, 2019). Sowohl im Jahre 2013 als auch 2017 beantworteten mehr als 20.000 gleiche Bundesbürger*innen: „Wie oft haben Sie das Gefühl, dass Ihnen die Gesellschaft anderer fehlt?" Die Quote der Einsamen ist deutlich niedriger als in der BBC-Studie. 1,9 % vermissen „sehr oft" das Zusammensein mit anderen, 7,6 % „oft", 31,4 % „manchmal" 39,8 „selten", 19,3 % „nie". 60 % seien „überhaupt nicht einsam". Genau umgekehrt als in der BBC-Studie ist der Altersverlauf: Die Jüngeren sind am seltensten einsam (8,4 % „oft"), die Pensionist*innen am häufigsten (10,8 %).

Wie veränderte sich das Ausmaß an Einsamkeit zwischen 2013 und 2017? Bei 44 % blieb es gleich, 30,5 % fühlten sich weniger einsam, 25,5 % stärker. Letzteres war bei den Jüngsten häufiger der Fall: 40 %. Ursächlich seien einschneidende Lebensveränderungen, die in jungen Jahren sind: Auszug aus dem Elternhaus etc. (Eyerund & Orth, 2019, 14).

Wie sind diese Unterschiede zu erklären? An der Skalierung der Items dürfte es nicht liegen. Hier wie dort war Einsamkeit zwischen „sehr oft" und „nie" zu verorten. Ursächlicher ist, dass die BBC-Studie online durchgeführt wurde. Hammond (2020): „Es mag sein, dass das Thema solche Menschen mehr angesprochen hat, die sich einsam fühlen." Auch eine weitere Onlinestudie, die unter der Schlagzeile „Einsamkeit wächst in Deutschland" präsentiert wurde, wies viele Menschen als einsam aus: 21 % „stark", 23 % „mäßig", 20 % „leicht", und bloß 36 % nicht (Harris interactive, 2015). An dieser Studie einzigartig ist, dass vier Gruppen von Einsamen herausgearbeitet wurden:

1. Workoholics: Mehrheitlich junge Menschen in Vollbeschäftigung, häufiger in Städten lebend, oft in Konkurrenz mit Kolleg*innen, sodass sie sich, um der Einsamkeit zu entfliehen, noch mehr in die Arbeit stürzen oder trinken (37 % der Einsamen).
2. Leicht Einsame in Partnerschaften, die öfters in Kleinstädten oder auf dem Lande wohnend und zumeist Kinder haben. Einsamkeit ist auch unter einem gemeinsamen Dach möglich, aber nicht so massiv wie in den anderen Gruppen (37 %).
3. Alte und in sich Gekehrte: Vor allem verwitwete Ältere, allein lebend, in ihrer Mobilität eingeschränkt, mit zahlreichen Gebrechen kämpfend. Als Bewältigungsstrategie favorisieren sie Einzelaktivitäten: fernsehen, lesen, Musik hören (18 %).
4. Verletzliche: Mehrheitlich Frauen im jungen und mittleren Alter, die sich fürchten, abgelehnt zu werden und durch Kindheitsprobleme belastet sind (8 %).

Doch keine Einsamkeitsepidemie?

Weit mehr Studien, nicht online durchgeführt, belegen, dass die inflationäre Rhetorik von Einsamkeit als Epidemie überzogen ist. So die Gutenberg Gesundheitsstudie mit 15.010 Bundesbürger*innen, zwischen 35 und 74 Jahre alt (Beutel et al., 2017). 90 % beteuerten, nicht einsam zu sein, zwei Prozent litten stark darunter. Die Einsamen, insgesamt zehn Prozent, lebten häufiger allein, waren wahrscheinlicher Raucher, besuchten öfters den

Arzt, waren ängstlicher und dachten häufiger an Suizid, von den sehr Einsamen jeder Zweite.

Zu einem vergleichbaren Ergebnis gelangte der Deutsche Alterssurvey, in dem regelmäßig mehr als 4000 Bundesbürger*innen, zwischen 40 und 85 Jahre alt, folgende Aussage beurteilten: „Ich vermisse Menschen um mich herum" (Böger et al., 2017). Zwischen 1996 und 2014 blieb die Quote der Einsamen konstant bei neun Prozent.

Dykstra (2009) hält die Einsamkeitsepidemie für einen „Mythos". Einsamkeit sei in den letzten Jahrzehnten sogar leicht zurückgegangen, weil mehr Menschen „motiviert und fähig sind, zufriedenstellende Beziehungen zu pflegen." Die Soziologin Döring (1997, 42) präsentiert Daten zu Einsamkeit aus der Mitte des letzten Jahrhunderts. Im Jahre 1949 fühlten sich 19 % der Bundesdeutschen „oft" einsam, ein gutes Viertel „manchmal", 45 % „nie". 1963, mitten im Wirtschaftswunder, waren deutlich mehr Bürger*innen „nie" einsam (58 %), aber immer noch 12 % „oft", was aber im Jahre 1995 nur noch auf fünf Prozent zutraf.

> **Übersicht**
>
> Die Prävalenz von Einsamkeit ist nicht zufriedenstellend geklärt. Die empirischen Befunde widersprechen sich teils massiv. Dennoch: Kassandrarufe wie Einsamkeit sei eine Epidemie, sind übertrieben. Obschon sehr ökonomisch, sind Onlinebefragungen problematisch, weil sie in aller Regel zu höheren Einsamkeitsquoten führen.

Gleichwohl: Einsamkeit ist Realität. In der Bundesrepublik waren im Jahr 2017 „mehr als 3,5 Mio. Menschen in der Gruppe der 45- bis 84-Jährigen einsam", fast gleich viele wie Einwohner*innen in Berlin (Huxhold et al., 2019). Was aber treibt Menschen in die Einsamkeit? Gesicherte Erkenntnisse präsentiert das nächste Kapitel.

Literatur

Asher, S. R., et al. (1984). Loneliness in children. *Child Development, 55,* 1456–1464.

Beutel, M. E., et al. (2017). Loneliness in the general population: Prevalence, determinants, and relations to mental health. *BMC: Psychiatry, 17,* 1–7.

Böger, A., et al. (2017). Allein unter vielen oder zusammen ausgeschlossen: Einsamkeit und wahrgenommene soziale Exklusion in der zweiten Lebenshälfte. In K.

J. Mahne et al. (Hrsg.), *Altern im Wandel: Zwei Jahrzehnte Deutscher Alterssurvey* (DEAS) (S. 273–285). Springer.

Bound Alberti, F. (2019). *A biography of loneliness*. Oxford University Press.

Cacioppo, J. T., & Patrick, W. (2011). *Einsamkeit. Woher sie kommt, was sie bewirkt, wie man ihr entrinnt*. Spektrum Akademischer.

Das, A., et al. (2021). A systematic review of loneliness and social isolation scales used in epidemics and pandemics. *Psychiatry Research, 306*(114217), 1–3.

De Jong-Gierveld, J., & van Tilburg, T. (2006). A 6-item scale for overall, emotional, and social loneliness. *Research on Aging, 28*, 582–598.

DiTommaso, E., & Spinner, B. (1993). The development and initial validation of the Social and Emotional Loneliness Scale for Adults (SELSA). *Personality and Individual Differences, 14*, 127–134.

Döring, N. (1997). Einsamkeit in der „Informationsgesellschaft". *ZUMA Nachrichten, 21*(40), 36–51.

Döring, N., & Bortz, J. (1993). Psychometrische Einsamkeitsforschung: Deutsche Neukonstruktion der UCLA Loneliness Scale. *Diagnostica, 39*, 224–239.

Dykstra, P. (2009). Older adult loneliness: Myths and realities. *European Journal of Ageing, 6*, 91–100.

Eyerund, T., & Orth, A. K. (2019). Einsamkeit in Deutschland: Aktuelle Entwicklung und soziodemographische Zusammenhänge. IW-Report 22/2019. Institut der Deutschen Wirtschaft.

Gerson, A. C., & Perlman, D. (1979). Loneliness and expressive communication. *Journal of Abnormal Psychology, 88*, 258–261.

Hammond, C. (2020). Who feels lonely? The results of the world's largest loneliness study. https://www.bbc.co.uk/programmes/articles/2yzhfv4DvqVp5n ZyxBD8G23/who-feels-lonely-the-results-of-the-world-s-largest-loneliness-study.

Harris interactive. (2015). Einsamkeit & Gemeinsamkeit in Deutschland. Eine Studie von Harris Interactive und Wahlverwandtschaften e. V. https://www. wahlverwandtschaften.org/images/dateien/downloads/Einsamkeit_in_Deutschland_2015-04-01final.pdf.

Horx, M., & Horx-Strathern, O. (2020). Das Monster der Moderne: Einsamkeit. https://www.zukunftsinstitut.de/artikel/zukunftsreport/das-monster-der-moderne-einsamkeit/.

Hughes, M. E., et al. (2004). A short scale for measuring loneliness in large samples. *Research on Aging, 26*, 655–672.

Huxhold, O., et al. (2019). *Entwicklung der Einsamkeit bei Menschen im Alter von 45 bis 84 Jahren im Zeitraum von 2008 bis 2017*. Deutsches Zentrum für Altersfragen. https://www.ssoar.info/ssoar/handle/document/62853.

Lamm, H., & Stephan, E. (1987). Loneliness among German university students: Some correlates. *Social Behavior and Personality, 15*, 161–164.

Lau, S., & Gruen, G. E. (1992). The social stigma of loneliness: Effect of target person's and perceiver's sex. *Personality and Social Psychology Bulletin, 18*, 182–189.

Newmyer, L., et al. (2021). Measuring older adult loneliness across countries. *Journal of Gerontology: Social Sciences, 76,* 1408–1414.

Rokach, A., et al. (2022). Loneliness in intimate relationship scale (LIRS): Development and validation. *International Journal of Environmental Research and Public Health, 19,* 12970.

Russel, D. W. (1996). UCLA Loneliness Scale (Version 3): Reliability, validity, and factor structure. *Journal of Personality Assessment, 66,* 20–40.

Russel, D., et al. (1978). Developing a measure of loneliness. *Journal of Personality Assessment, 42,* 290–294.

Russel, D., et al. (1980). The revised UCLA Loneliness scale: Concurrent and discriminant validity evidence. *Journal of Personality and Social Psychology, 39,* 472–480.

Scalise, J., et al. (1984). Multidimensional loneliness measure: The Loneliness Rating Scale (LRS). *Journal of Personality Assessment, 48,* 525–530.

Shiovitz-Esra, S., & Ayalon, L. (2012). Use of direct versus indirect approaches to measure loneliness in later life. *Research on Aging, 34,* 572–591.

Sundström, G., et al. (2009). Loneliness among older Europeans. *European Journal of Aging, 6,* 267–275.

Wu, C., & Yao, G. (2008). Psychometric analysis of the short-form UCLA loneliness scale (ULS-8) in Taiwanese undergraduate students. *Personality and Individual Differences, 44,* 1762–1771.

3

Was macht Menschen einsam?

In diesem Kapitel können Sie entdecken, in welchem Ausmaß Einsamkeit genetisch festgelegt ist und mit welchen Persönlichkeitseigenschaften und Persönlichkeitsstörungen sie zusammenhängt. Sie setzen sich mit Änderungen in der modernen Lebenswelt auseinander, denen nachgesagt wird, sie würden Einsamkeit steigern, beispielhaft mehr Singlehaushalte, neue Armut, soziale Medien, und Sie erhalten differenzierte Erkenntnisse.

3.1 Machen die Gene einsam?

Wenn die Samenzelle in die Eizelle eindringt, entscheidet sich vieles: Ob Mann oder Frau, kleinwüchsig oder hünenhaft. Aber auch, ob häufig einsam? Angesichts von gut 20.000 Genen im menschlichen Organismus ist es unwahrscheinlich, dass sich ein spezifisches Einsamkeitsgen identifizieren lässt. Aber Gene können der Einsamkeit Vorschub leisten. Dies belegen Zwillingsstudien. McGuire und Clifford (2000) ließen 22 eineiige und 40 zweieiige Zwillingen sowie 80 leibliche Geschwister, die zwischen neun und zwölf Jahre alt waren, viermal, jeweils im Abstand eines Jahres, einen Kindereinsamkeitsfragebogen auszufüllen. Die Zusammenhänge waren frappant: Bei eineiigen Zwillingen beträgt der Koeffizient $r = ,59$, bei zweieiigen $r = -,23$, wenn die Zwillinge von gleichem Geschlecht sind, und $r = ,22$, wenn jeweils ein Junge und ein Mädchen. Bei den leiblichen Geschwistern war der Zusammenhang mit $r = ,17$ weit niedriger als bei eineiigen Zwillingen.

Aber könnte nicht sein, dass mit steigendem Alter der erbliche Einfluss auf Einsamkeit geringer wird? Biografien verlaufen unterschiedlich. Einige

A. A. Bucher, *Einsamkeit – Qual und Segen,* https://doi.org/10.1007/978-3-662-67022-4_3

schließen immer mehr Bekanntschaften und gründen eine Familie; andere bleiben ohne Ehepartner und Kinder. Ob die Erblichkeit von Einsamkeit im Alter variiert, untersuchten bei 8387 niederländischen Zwillingen Boomsma et al. (2005). Sie fanden, bei Männern wie Frauen, bei den Jüngeren und Älteren, eine verblüffende Stabilität der Erblichkeit von Einsamkeit im Ausmaß von 48 %. „Die Erblichkeit von Einsamkeit ist substanziell" (Goossens, 2015, 217).

Kuschelhormon
Wenn Einsamkeit vererbt wird, müsste es entsprechende Genkomplexe geben. Ein erfolgsversprechender Kandidat dafür ist ein Polymorphismus des Oxytocinrezeptors rs53576 (Kumsta & Heinrichs, 2013). Das „Kuschelhormon" wird nicht ausgeschüttet, wenn die Fingerkuppen über 500 €-Scheine streicheln, sondern dann, wenn sich Menschen umarmen, und am massivsten, wenn eine Mutter ihr Neugeborenes an die Brust drückt. Personen mit diesem Polymorphismus sind sozial sensibler, hilfsbereiter und verspüren zu anderen mehr Vertrauen. Wer letzteres nicht hat, tut sich schwerer, Beziehungen einzugehen und ist einsamkeitsgefährdet.

Eine weitere mögliche Erklärung besagt, nicht Einsamkeit werde vererbt wird, sondern Persönlichkeitseigenschaften, die sie begünstigen.

3.2 Begünstigen Persönlichkeitseigenschaften Einsamkeit?

Jeder der 7,83 Mrd. Menschen ist einzigartig. Andererseits sind sich einige Menschen ähnlicher als andere. Seit der Gründung der Medizin durch Hippokrates (460–370 v.Chr.) gibt es Persönlichkeitstypologien. Der große Arzt unterschied Sanguiniker (spritziges Blut), Melancholiker (schwarze Galle), Phlegmatiker (Schleim) und Choleriker (gelbe Galle). Diese Typologie ist überholt. Etabliert haben sich sich die Big V (Rammstadt et al., 2012):

1. Extraversion: Typisches Item: „Ich gehe aus mir heraus, bin gesellig."
2. Neurotizismus: „Ich werde leicht nervös und unsicher."
3. Angenehmes Wesen: „Ich schenke anderen leicht Vertrauen."
4. Gewissenhaftigkeit: „Ich erledige Aufgaben gründlich."
5. Offenheit für neue Erfahrungen: „Ich habe eine aktive Vorstellungskraft, bin fantasievoll."

Freundliche sind weniger einsam

Diese Persönlichkeitseigenschaften sind in einem beträchtlichen Ausmaß genetisch festgelegt, der Zwillingsstudie von Loehlin et al. (1998) zufolge stärker als durch Umgebungsfaktoren: Zwischen 51 % (Angenehmes Wesen) und 58 % (Neurotizismus). Auch wirken sie sich auf Einsamkeit aus. Schermer und Martin (2019) befragten 764 Zwillingspaare und fanden: Extravertierte fühlen sich seltener einsam ($r = -{,}39$). Aber auch jene, bei denen Gewissenhaftigkeit ausgeprägt ist ($r = -{,}29$), möglicherweise, weil sie als verlässlicher wahrgenommen werden. Und nicht zuletzt jene mit einem angenehmen Wesen ($r = -{,}20$), die gerne „Danke" sagen und ihren Mitmenschen vertrauen. Häufiger unter Einsamkeit leiden Menschen mit neurotischen Zügen ($r = {,}62$), die schnell ängstlich werden und misstrauisch sind.

Einsamkeit verändert die Persönlichkeit

Aber könnte nicht auch sein, dass häufige Einsamkeit Persönlichkeitseigenschaften verändert? Wer stets darunter leidet, mit niemandem zu kuscheln und zurückgewiesen zu werden, dürfte ängstlicher und misstrauischer werden. In einer Befragung von 600 jungen Erwachsenen, die 15 Jahre später wiederholt wurde, stellten Mund und Neyer (2015) fest: Jene, die sich bei der ersten Messung besonders einsam fühlten, hatten bei der zweiten höhere Werte bei Neurotizismus, aber niedrigere bei Extraversion und angenehmem Wesen. Auch waren sie sehr sensibel für mögliche soziale Bedrohungen und verhielten sich zurückhaltender. Dies lässt sie als weniger attraktiv erscheinen, sodass Kontakte mit ihnen unwahrscheinlicher aufgenommen werden und das Grübeln darüber noch häufiger wird – ein Teufelskreis.

> **Übersicht**
>
> Einsamkeit hängt beträchtlich von den Genen sowie von Persönlichkeitseigenschaften ab, speziell Extraversion und Neurotizismus, die sich nur wenig verändern, weil auch sie zu gut 50 % genetisch festgelegt sind. Aus diesem Grunde sind Interventionen, auch therapeutische, die Einsamkeit zu mindern versuchen, realistisch zu sehen. Sie wirken durchaus (Kap. 6), aber nur begrenzt.

3.3   Machen Persönlichkeitsstörungen einsam?

Als 1952 von der Amerikanischen Psycholog*innenvereinigung das erste
„Diagnostische und statistische Manual psychischer Störungen" (DSM)
herausgegeben wurde, konnten sich die Leser*innen auf 86 Seiten über
106 psychische Erkrankungen informieren. Im DSM IV, 1994 erschienen,
waren es, auf zehnmal mehr Seiten, 297 Störungen. Welche davon
begünstigen, ja verursachen Einsamkeit? Ohne Anspruch auf Vollständig-
keit: Borderlinestörungen (3.3.1), Depression (3.3.2), narzisstische Persönlichkeitsstörungen, in den letzten Jahrzehnten häufiger geworden (3.3.3),
Autismus (3.3.4), soziale Ängstlichkeit (3.3.5). Diese Beeinträchtigungen
sind jedoch nicht nur ursächlich für mehr Einsamkeit, sondern werden
ihrerseits verstärkt, wenn Menschen anhaltend einsam sind. Faktisch besteht
eine wechselseitige Verstärkung.

3.3.1 Borderlinestörungen

Eine 17jährige Frau wurde in die Notfallaufnahme aufgenommen, nachdem
sie eine Überdosis Schlafmittel geschluckt hatte, weil ihr Freund sie verlassen
hatte. Seit dem 12. Lebensjahr litt sie unter heftigen Gemütsschwankungen,
stürzte oft in bodenlose Einsamkeit, wurde von Suizidgedanken bedrängt
und ritzte sich blutig (Bohus et al., 2021, 1528). Die Psychiater*innen
diagnostizierten eine Borderlinestörung, die drei Charakteristika aufweist:

* Heftige und jäh wechselnde Emotionen, speziell Impulsivität.
* Eine instabile Identität: ein schwacher personaler Kern, gähnende innere
  Leere.
* Massive Probleme in den Sozialbeziehungen, auch „das verzweifelte
  Bemühen, tatsächliches oder vermutetes Verlassenwerden zu vermeiden"
  (Möller et al., 2001, 359).

Um die sechs Prozent der Bevölkerung geraten im Laufe des Lebens in eine
Borderlinestörung, am häufigsten als Adoleszente und junge Erwachsene
(Bohus et al., 2021, 1530). Männer und Frauen mit Borderline sind einsamer. Ein Patient beschrieb seine Krankheit als „die schmerzvollste und
einsamste Existenz, die man sich überhaupt vorstellen kann" (Liebke et al.,
2016, 1). In einer Studie mit 40 Borderlinepatient*innen erreichten diese
auf der UCLA-Skala einen Mittelwert von 62, Gesunde 28. Ihre sozialen
Netzwerke waren kleiner (Liebke et al., 2016). Auch sind sie anfälliger für

Depressionen. Wie Depressive auch, wurden sie als Kinder wahrscheinlicher emotional verwahrlost oder missbraucht (Nenov-Matt, 2020). Einmal mehr zeigt sich, wie wichtig eine emotional warme Erziehung ist, damit es nicht zu Borderline, Einsamkeit und Depressionen kommt.

3.3.2 Depression

Mitunter sagen Menschen, wenn sie niedergeschlagen sind, sie seien „depressiv". Damit aber widerfährt denjenigen Unrecht, die in eine wirkliche Depression geraten, drei Stunden zu früh aufwachen, mit trockenem Mund, von dunkelsten Gedanken gepeinigt. Um die 4 Mio. Bundesdeutsche sind dermaßen depressiv, dass sie behandelt werden müssen bzw. müssten (Möller et al., 2001, 77).

Depressive Symptome führen in die Einsamkeit
Wer in sich nur noch Finsternis erblicken kann, wird sich nicht in eine gesellige Runde begeben. McHugh Power et al. (2020) befragten in einem Abstand von zwei Jahren 373 ältere Männer und Frauen. Wer bei der ersten Messung höhere Depressivitätswerte hatte, war zwei Jahre später einsamer, emotional noch mehr ($r = ,26$) als sozial ($r = ,17$). Eine fünf Jahre umfassende Längsschnittstudie führten Tiikainen und Heikkinen (2005) mit 207 älteren Finn*innen durch. Depressive Symptome beim ersten Messzeitpunkt sagten mehr Einsamkeit fünf Jahre später voraus, bei den Frauen noch ausgeprägter als bei den Männern. Einsamkeit sei auch „eine Konsequenz von schlechter psychischer Gesundheit" (ebd. 532).

Doch Depression ist nicht nur ursächlich für Einsamkeit, sondern auch deren Folge. Dies fanden Dahlberg et al. (2015) in einer Längsschnittstudie mit 587 Personen heraus. Wer im Jahre 2004 (erste Befragung) einsam war, Frauen zumal aufgrund von Verwitwung, hatte im Jahre 2011 deutlich höhere Depressivitätswerte (ausführlicher Abschn. 5.2.1).

3.3.3 Narzissmus

Inbegriff einer einsamen mythologischen Figur ist Narziss, ein bildhübscher Jüngling, von Liebenden beiderlei Geschlechts begehrt, der aber alle Werbungen verschmähte, bis er bei einer glasklaren Quelle sein Spiegelbild erblickte und sich in dieses verliebte. Narzissmus bedeutet Selbstverliebtheit, die aber zu differenzieren ist: Eine gesunde Variante, wenn sich Personen eines hohen Selbstwertgefühls erfreuen können. Und eine pathologische, wenn das soziale Leben beeinträchtigt wird und eine narzisstische Persönlichkeitsstörung vorliegt.

Grandioser Narzissmus

Otto Kernberg (2010, 290), Psychoanalytiker und spezialisiert auf Narzissmus, berichtet von einem zwanzigjährigen Mann, der wegen Depressionen in seine Praxis kam. Ausgelöst wurden diese, weil er in einem Mathematiktest nur zweiter wurde. Er wähnte, nicht nur in Mathematik der Beste zu sein, sondern auch in vielem anderen, so beim Sex, was seinen schnell wechselnden Beziehungen mit Frauen nicht gut tat. Kernberg diagnostizierte eine narzisstische Störung, die folgendermaßen charakterisiert wird (DSM-5, 2015, 369): Ein grandioses Gefühl der eigenen Wichtigkeit, die Überzeugung, einzigartig zu sein, ein starkes Verlangen nach Bewunderung, in Beziehungen ausbeuterisch, wenig Empathie, arrogant und überheblich.

Vulnerabler Narzissmus

Neben dem grandiosen Narzissmus gibt es den vulnerablen Narzissmus, der nicht so offenkundig ist wie beim früheren US-Präsidenten Trump. Ein solcher liegt dann vor, wenn Personen übermäßig um ihr Ich kreisen und stets besorgt sind, wie sie von anderen wahrgenommen werden. Auch fühlen sie sich unterbewertet und stimmen folgender Aussage eher zu: „Andere Personen würden staunen, wenn sie wüssten, welche Talente ich habe." Dies ist insofern Narzissmus, als die zentrale Bezugsgröße das als überdurchschnittlich eingeschätzte Ich ist. Obschon grandiose Narzissten stärker extravertiert sind, vulnerable stärker introvertiert, hängen die beiden Formen positiv miteinander zusammen. Dies ist verständlich, weil Narzissten stets darauf aus sind, sich erfolgreich zu präsentieren, aber nicht davor geschützt sind, in Selbstzweifel zu geraten, wenn die Bewunderung ausbleibt (Scott et al., 2018).

Sind narzisstische Persönlichkeiten einsamer?

Viele mach(t)en den gegenteiligen Eindruck: Hitler, stets von unterwürfigen Lakaien umgeben und von Millionen Anhänger*innen bewundert; Berlusconi, Milliardär, viermal Premierminister von Italien, im Mittelpunkt wilder Partys mit den attraktivsten Frauen. Die empirische Erforschung des Zusammenhangs von narzisstischer Persönlichkeit und Einsamkeit sei noch „begrenzt" (Kealy et al., 2022, 32). Brailovskaia et al. (2021) befragten 701 jüngere Deutsche und fanden einen leicht positiven Zusammenhang zwischen grandiosem Narzissmus und Einsamkeit (r = ,14). Wer sich stets als perfekter und erfolgreicher präsentiert und Bewunderung erheischt, löst bei anderen Widerstand und Rückzugsverhalten aus. Stärker war der Zusammenhang von Einsamkeit und vulnerablem Narzissmus (r = ,36). Wer darunter leidet, dass andere seine/ihre großartigen Fähigkeiten nicht erkennen würden und ihnen misstrauisch begegnet, macht sich nicht leicht Freunde.

Narzissten mit einem leeren Ich

Eine beeindruckende Phänomenologie narzisstischer Einsamkeit stammt vom Logotherapeuten Alfried Längle (2002). Narzissmus gilt zwar als extreme Ichbezogenheit. Aber das eigentliche Problem des Narzissten sei, dass seine Ich-Strukturen nur schwach entwickelt sind. „Der nach außen demonstrierten Ich-Stärke (wie z. B. Überlegenheit, Arroganz, Abwertung) steht ein Verlorensein im Innern gegenüber" (Längle, 2002, 21). Deshalb sei die Einsamkeit des Narzissten „leer", woraus sich „ein ungezügelter Drang … nach den stärksten Reizen" ergibt, die die innere Leere kompensieren sollen. Seelische Distanz zu anderen Menschen kann nicht überwinden, wer keine empathischen Ich-Strukturen entwickelt hat.

Narzissmus nimmt zu

Die narzisstische Einsamkeit ist ein relevantes Phänomen, weil eine enorme Zunahme narzisstischer Haltungen konstatiert wurde, zwischen 1982 und 2009 eine Verdoppelung auf 35 % (Twenge & Foster, 2010, 101). Als ursächlich dafür wird der gestiegene Individualismus diskutiert (Santos et al., 2017), aber auch Erziehungspraktiken. Es sind weniger emotionale Defizite in der frühen Kindheit, die Narzissmus begünstigen – so die Psychoanalyse –, als vielmehr die Erwartung vieler Eltern, ihre Kinder mögen alle anderen überflügeln. Wenn Mütter und Väter ihren Kindern vorgaukeln, sie seien klüger und hinreißender als die anderen, wirken sie an der Entstehung narzisstischer Haltungen mit und erziehen sie nicht in Richtung soziales Miteinander, sondern in die Einsamkeit (Brummelman et al., 2015).

3.3.4 Autismus

Autismus zählt zu den häufigeren neurogenetischen Erkrankungen. Von 60 Neugeborenen ist, jeweils verschieden stark, eines davon betroffen (Rylaarsdam & Guemez-Gamboa, 2019). In den 1940er-Jahren, als Autismus erstmals beschrieben wurde – einflussreich von Kanner (1943), der den Begriff prägte –, herrschte die Meinung vor, Autismus entstehe aufgrund emotional distanzierter „Kühlschrankmütter". Doch dies ist widerlegt.

Autistische Kinder wollen dazugehören

Kanner (1943) war überzeugt, autistische Kinder hätten ein starkes Verlangen, allein zu sein. Wenn sie sich unter anderen Kindern bewegen, „täten sie dies so komisch, als ob die anderen Jungen und Mädchen für sie Möbelstücke wären" (Kanner, 1943, 241). Doch die wenigen vorliegenden Studien widersprechen dem. Bauminger und Kasari (2000) untersuchten 22 zehnjährige Autist*innen und verglichen sie mit gesunden Kindern. Erstere fühlten sich häufiger und stärker einsam und erreichten auf der Einsamkeitsskala für Kinder (Abschn. 2.2.4) einen Mittelwert von 43, die „normalen" Kinder M = 27. Einsamkeit besteht für sie darin, physisch allein zu sein, niemanden zum Spielen zu haben. Auch autistische Kinder wollen dazugehören (Deckers et al., 2017). Zwar gaben alle an, mindestens einen besten Freund zu haben. Aber die emotionale Qualität ihrer Freundschaften erwies sich als geringer. Die Förderung von Freundschaften sei der angemessenste Weg, die Einsamkeit autistischer Jugendlicher ebenso zu verringern wie die bei ihnen doppelt so häufigen depressiven Verstimmungen.

Einsamkeit bei erwachsenen Autist*innen

Seltener untersucht wurde Einsamkeit bei erwachsenen Autist*innen. Eine erste Studie führte, mit 108 Autist*innen, zwischen 18 und 62 Jahre alt, Mazurek (2014) durch. Einsamkeit war viermal höher als in der Durchschnittsbevölkerung. Eine Teilnehmerin: „Ich hatte das Gefühl, dass mich eine Mauer von anderen trennt – eine Barriere, die, obwohl unsichtbar, genauso solide und sicher wie Fort Knox gewesen sein könnte." Die Autisten verspürten zwar den starken Wunsch nach Zugehörigkeit. Aber sie registrierten an sich selber zu wenig soziale Kompetenz, was sie depressiv verstimmte. Ee et al. (2019) erfragten bei Autist*innen auch biografische Vorkommnisse, die in die Einsamkeit trieben, und hörten häufig, sie seien ignoriert oder gemobbt worden: „Ich wurde von fast allen völlig übersehen" (191).

Übersicht

Personen mit Autismus zählen zu den einsamsten Mitmenschen auf diesem Planeten. Definitiv zu verabschieden ist, sie hätten nur ein geringes Bedürfnis, dazuzugehören, sondern würden lieber in ihrer selbst gesponnenen Welt verweilen. Auch auf sie trifft zu, wie Aristoteles den Menschen definierte: Ein soziales Wesen. Gerade sie bedürfen der Zuwendung.

3.3.5 Soziale Ängstlichkeit

Soziale Angst wird in Situationen verspürt, in denen ein Mensch von anderen negativ beurteilt werden könnte, sei es in Gesprächen, Treffen mit noch Unbekannten, vor zu erbringenden öffentlichen Leistungen, etwa einer Rede. Die Lebenszeitprävalenz von sozialen Phobien beträgt 13 % und ist bei den Frauen höher. Zwillingsstudien zufolge ist soziale Ängstlichkeit zu mehr als 50 % genetisch determiniert, ebenso wie Extraversion, mit der sie negativ zusammenhängt (Stein et al., 2017). Ursächlich für soziale Phobien könnten Polymorphismen am Serotonin-Transporter-Gen SLC6A4 sein (Forstner, 2017). Auch äußere Einflüsse wie harsche Erziehungspraktiken, hohe Leistungsansprüche und beschämende Erfahrungen, schlimmstenfalls Missbrauch, verstärken soziale Ängstlichkeit.

Schwierige Emotionsregulierung
Nicht alle sozial ängstlichen Menschen sind einsam, und nicht alle Einsamen leiden an Sozialphobie. Aber soziale Ängstlichkeit ist ein enormes Einsamkeitsrisiko. O'Day et al. (2019) befragten 121 Personen, die sich schwertun, anderen Menschen in die Augen zu schauen, und verglichen sie mit einer gesunden Kontrollgruppe. Erstere hatten bei der UCLA-Skala einen Mittelwert von 25, letztere von 13. Auch können sie ihre Emotionen schwerer regulieren, indem negative Stimmungen selbstwertstärkend relativiert werden, und neigen dazu, diese zu unterdrücken, wodurch sie sich nur verstärken. Sozial ängstliche Menschen neigen auch dazu, sich länger in soziale Medien einzuloggen, speziell Facebook, die Einsamkeit reduzieren, aber auch verstärken können (O'Day & Heimberg, 2021; Abschn. 3.4.1).

Während der Coronapandemie veränderte sich das Sozialverhalten massiv. In den öffentlichen Verkehrsmitteln saßen Reisende nicht mehr nebeneinander, vor den Kassen der Supermärkte hielten die Konsument*innen Abstand. Thompson et al. (2021) befragten 204 Erwachsene zu Beginn des Lockdowns sowie einige Wochen später. Nicht nur soziale Ängstlichkeit erhöhte sich, sondern auch Einsamkeit, die demnach miteinander zusammenhängen.

Einsamkeit wird nicht nur durch Persönlichkeitsstörungen begünstigt, sondern auch durch äußere Lebensumstände, die sich in den letzten Jahrzehnten massiv veränderten und ganz andere sind als bei unseren Vorfahren vor 40.000 Jahren. Diese hatten aber die gleiche Physiologie wie wir und saßen nicht allein vor einem Computer, sondern durchstreiften in Gruppen die Gegenden, um gemeinsam Mammuts zu erlegen.

3.4 Macht die moderne Lebenswelt einsam?

Zahlreiche Facetten der modernen Lebenswelt können Einsamkeit verstärken. Noch nie benutzten so viele Menschen so intensiv soziale Medien, die Menschen zusammenführen, aber auch abkapseln können (3.4.1). Noch nie gab es eine Zeit, in der, zumindest in der ersten Welt, so viele Menschen so viele materielle Güter besitzen. Erhöht Materialismus Einsamkeit (3.4.2)? Historisch einmalig ist, dass zusehends mehr Menschen als Singles leben (3.4.3), aber auch, dass häufiger allein und nicht mehr in Teams gearbeitet wird (3.4.4). Zu unserer Lebenswelt gehört auch, dass viele Menschen ärmer werden. Und auch einsamer (3.4.5)?

3.4.1 Machen soziale Medien einsam?

„Online macht junge Menschen einsam", titelte Spitzer (^{3}2020, 168) ein Kapitel seines Buches *Die Smartphone-Epidemie*. Soziale Medien haben sich atemberaubend verbreitet. 2021 nutzten 2,6 Mrd. Menschen Facebook zumindest monatlich, 1,73 Mrd. täglich. Die durchschnittliche Nutzungsdauer pro Tag betrage 58,5 min. Auch Instagram erfreut sich, vor allem bei jüngeren Usern, enormer Beliebtheit (53 min), ebenso Snapchat (49,5 min) (Oberlo, 2021). Die sozialen Medien haben die Lebenswelt tiefgreifend verändert und auch Entwicklungen ermöglicht, die zuvor undenkbar waren, etwa den Arabischen Frühling. Aber auch Einsamkeit reduziert?

Einsame neigen zu sozialen Medien
Macht es einsam, Fotos von der letzten Party in Facebook zu stellen und darüber zu chatten, wie viele Drinks man geleert hat? Dazu ist in den letzten Jahren viel und kontrovers geforscht worden. Song et al. (2014) sichteten acht Studien mit 8798 Facebook-Nutzer*innen und gelangten zum Schluss, es sei wahrscheinlicher, dass einsame Menschen häufiger in Facebook einsteigen, „als dass das Internet sie einsam macht".

Noch vor zwei Generationen gingen junge Menschen, wenn sie eine engere Bekanntschaft suchten, in die Disco, um dort zum Tanz zu bitten. Digitale Kontakte können jedoch auch aus dem stillen Kämmerlein aufgenommen werden. Personen, zu sozialer Vermeidung neigend, steigen häufiger und länger in soziale Medien ein (Langgaman, 2020). Von diesen wird erhofft, Einsamkeit zu reduzieren. Aber leisten dies Facebook und Co wirklich?

Das Internetparadox

Die Befunde sind gemischt (Überblick: O'Day & Heimberg, 2021). Intensiviert wurden Diskussion und Forschung, nachdem Kraut et al. (1998) im *American Psychologist* ihren Aufsatz „Internetparadox" veröffentlicht hatten. Auf der Basis einer zwei Jahre umfassenden Untersuchung von 169 Personen zogen sie den Schluss, häufige Internetnutzung reduziere die familiäre Kommunikation, schwäche soziale Netzwerke, erhöhe Einsamkeit und Anfälligkeit für Depression. Ursächlich seien zwei Mechanismen: Die Verdrängung realer sozialer Aktivität und die Ersetzung enger Beziehungen durch seichte und oberflächliche.

Verteidigung des Internet

Dem Internetparadox, dem zumal Kulturpessimist*innen zustimmen, stellten Shaw und Gant (2002) ihre „Verteidigung des Internets" entgegen. 40 Proband*innen erklärten sich bereit, einen Fragebogen zu bearbeiten und hernach acht Wochen lang häufig mit anonymen Partner*innen zu chatten. Die Einsamkeitswerte sanken von $M = 34$ auf $M = 31$, ebenfalls die Neigung zu Depressivität, wohingegen die gefühlte soziale Unterstützung sowie der Selbstwert anstiegen.

Warum so gegensätzliche Befunde? Zu differenzieren ist die Art der Einsamkeit: sozial oder emotional? In einer Studie von Moody (2001) fühlten sich Nutzer*innen sozial weniger einsam, wenn sie viel Zeit auf den Plattformen verbrachten und dort viele Freunde hatten. Stärker aber war die emotionale Einsamkeit, die durch eine intime Beziehung nachhaltiger vertrieben werden kann als durch hunderte Freunde. In einem raffinierten Experiment belegten Croom et al. (2016), dass Facebooknutzer*innen, die beteuerten, alle ihre dortigen Freund*innen zu kennen, 28 % von ihnen nicht identifizieren konnten.

Passive Nutzung macht einsamer

Noch ausschlaggebender ist, *wie* soziale Medien genutzt werden. Einige ziehen es vor, Fotos und Videos anzuschauen und Chats zu lesen (passive Nutzung). Andere können nicht genug Fotos hineinstellen und kommunizieren rege. Aktive Nutzung geht mit weniger Einsamkeit einher (Dibb & Foster, 2021). Schüchterne tun sich damit schwerer und sind auch weniger bereit, persönliche Dinge von sich preiszugeben. Dieses Ergebnis ist bedeutsam, weil behauptet wurde, Schüchterne würden deswegen häufiger in soziale Netzwerke einsteigen, weil sie sich in der anonymen Online-Kommunikation sicherer fühlten, was aber nicht verallgemeinert werden kann (Ward & Tracey, 2004).

Keine sozialen Vergleiche

Soziale Medien machen einsamer, wenn Nutzer*innen damit beginnen, sich mit anderen zu vergleichen, speziell mit jenen, die noch attraktiver, erfolgreicher und umschwärmter sind. Personen mit dieser Neigung haben einen geringen Selbstwert, sind weniger glücklich und einsamer. Yang (2016) befragte 208 amerikanische Studierende: Wer in Instagram vor allem kommunizierte, fühlte sich hernach weniger einsam. Aber wer soziale Vergleiche anstellte, war einsamer. Zu Recht rät Yang (2016): „Interagiere und stöbere, aber vergleiche nicht!" Mädchen in der Adoleszenz scheinen für Vergleiche anfälliger, zumal bezüglich der körperlichen Erscheinung, was die Zufriedenheit mit dem eigenen, angeblich zu wenig schlanken Körper vermindert und schlimmstenfalls Essstörungen auslöst (Tiggemann & Slater, 2013).

Extensive Nutzung macht einsamer

Vereinsamend wirken soziale Medien auch dann, wenn sie zu exzessiv genutzt werden. Martila et al. (2021) befragten 2991 Finn*innen und fanden, dass 13 % von ihnen soziale Medien mehrere Stunden täglich nutzten und andere Aufgaben nicht mehr erledigten. Sie waren häufiger einsam: „manchmal" (28 %) „oft/immer" (8 %) und weniger glücklich. Dass primär die exzessive Internetnutzung in Einsamkeit treibt, belegen Studien, die den Effekten nachgingen, wenn die Zeit in den sozialen Medien reduziert wurde. Hunt et al. (2018) motivierten 143 Studierende, sich täglich nur noch 10 min einzuloggen. Im Vergleich zu einer Kontrollgruppe, die die Medien wie gewohnt nutzte, hatten sie bereits nach drei Wochen niedrigere Werte auf der UCLA-Skala. Geringer wurde auch die Angst, ausgeschlossen zu werden und Wichtiges zu verpassen. Es sei „ironisch, aber vielleicht nicht überraschend, dass das Reduzieren sozialer Medien, die uns versprechen, uns mit anderen zu verbinden, faktisch dazu verhilft, dass sich Menschen weniger einsam und niedergeschlagen fühlen" (Hunt et al. 2018, 767). Dreißig Minuten in den sozialen Medien sollte die Obergrenze sein.

Singlebörsen

Neben Facebook und Co existieren weitere Plattformen, die von Menschen aufgesucht werden, wenn und weil sie sich einsam fühlen: Singlebörsen, sei es für ernstgemeinte Partnerschaft, sei es für Sex. Foren für letzteres würden weltweit von mehr als 200 Mio. Menschen regelmäßig aufgesucht, davon 60 % Männer, aber auch von vielen, die in einer Partnerschaft leben oder verheiratet sind (Castro & Barrada, 2020). Beliebt sind solche Foren bei Angehörigen von sexuellen Minderheiten.

Auch für solche Plattformen gilt: Eine zu extensive Nutzung wirkt sich nachteilig aus. Zervoulis et al. (2020) befragten 191 Homosexuelle, die Datings mit anderen Männern suchten, mehrheitlich um Sex zu haben. 60 % nutzten diese Online-Dienste mindestens einmal pro Tag, und 16 % bekannten, fast ständig eingeloggt zu sein. Je intensiver die Nutzung, desto höhere Werte auf der UCLA-Einsamkeitsskala, desto geringere Lebenszufriedenheit und ein schwächeres Gefühl der Zugehörigkeit zur Gemeinschaft der Homosexuellen. Plattformen, welche Intimität versprechen, können das Gegenteil bewirken: Einsamkeit, Frustration.

> **Übersicht**
>
> Die These von Spitzer (^{3}2020, 168), online treibe Menschen in die Einsamkeit, ist zu simpel. Zum einen gibt es triftige Indizien für den Nutzen- und Belohnungsansatz, gemäß dem sich Personen Medien zuwenden, um in ihren Bedürfnissen befriedigt zu werden, speziell dem nach Zugehörigkeit, und diese auch bekommen. Zum anderen ist es oft die Einsamkeit, die dazu treibt, in soziale Medien einzusteigen. Verhängnisvoll wird es, wenn wenig gefestigte Persönlichkeiten auf solche Plattformen gehen und deren Nutzung nicht beherrschen lernen, wodurch noch mehr Einsamkeit zu einer Folge von Facebook und Co wird (Lo, 2019).

3.4.2 Treibt Materialismus in die Einsamkeit?

Noch nie verfügten die Menschen, zumindest in der ersten Welt, über so viele materielle Güter: Auto, iPhone, Großbildfernseher etc. Unersättlich sei das materialistische Verlangen, jeweils noch mehr zu besitzen. Treibt Materialismus in die Einsamkeit? Dies untersuchte Pieters (2013) an 2500 Konsument*innen. Er differenzierte Materialismus in drei Untertypen:

1. Spaß am Neuerwerb, typisches Item: „Viele Dinge zu kaufen bereitet mir Vergnügen."
2. Materielle Besitztümer als Statussymbole: „Ich mag es, Dinge zu besitzen, die auf andere Leute Eindruck machen."
3. Der Glaube, durch den Kauf von Neuem und noch mehr Dingen glücklicher zu werden: „Ich wäre glücklicher, wenn ich es mir leisten könnte, mehr zu kaufen."

Männer und Frauen, wenn sie stärker glaubten, sie müssten ihren Status mit Markenkleidern und dergleichen erhöhen, und sie würden dadurch glücklicher, waren einsamer. Bei denjenigen Konsumenten, denen das Shoppen dermaßen Spaß bereitet, dass sie es so oft wie möglich tun wollen, war das nicht der Fall. Aber die Studie brachte auch zutage: Einsamkeit begünstigt Materialismus, speziell den an den Status gebundenen und die Überzeugung, Glück lasse sich kaufen. Einsame Menschen klammern sich wahrscheinlicher an Besitz, um soziale Defizite auszugleichen. Materialismus und Einsamkeit verstärken sich gegenseitig, am ausgeprägtesten bei Männern und Frauen, die alleine leben, deren Anzahl kontinuierlich größer wird.

3.4.3 Mehr Singlehaushalte, mehr Einsamkeit?

Noch vor wenigen Jahrzehnten war es extrem selten, dass Menschen alleine lebten. Doch seit den 1950er-Jahren beschleunigte sich, zumal in wohlhabenden Ländern, der Trend zur Singularisierung enorm. Während 1960 in den USA 12 % aller Haushalte nur von einer Person bewohnt waren, so 2018 mehr als doppelt so viele. Noch höher ist der Anteil der Singlehaushalte in der Bundesrepublik: 41,8 %, in etwa gleich hoch wie in Skandinavien und das Mehrfache über Ländern wie Pakistan (2 %) (Richter, 2021).

Singles: Nicht zwingend einsamer
Vermehrte der Anstieg an Singlehaushalten das Ausmaß an Einsamkeit, was Kulturpessimisten behaupteten? Alleine zu wohnen bedeutet mitnichten, einsam zu sein. Bewohner von Einpersonenhaushalten verbringen mehr Zeit mit Freund*innen, Nachbar*innen, in ehrenamtlichen Tätigkeiten (Klingenberg, 2016). Etliche der von Klingenberg (2012) interviewten Singles beteuerten, nirgends einsamer gewesen zu sein als beim gemeinsamen Wohnen in einer schlechten Ehe. Smith und Victor (2018) befragten 7032 Männer und Frauen und fanden, dass 12 % allein leben, aber sich alles andere als einsam fühlen. Weitere zehn Prozent wohnen ebenfalls allein und empfinden sich als moderat einsam. Im höheren Alter wird das Singlewohnen häufiger, aber nicht die Einsamkeit. Von den 1079 Teilnehmer*innen der Augsburger Altersstudie lebten 346 als Singles, aber diese waren gemäß der UCLA-Skala zu 70 % nicht einsam (Zebhauser et al., 2014). Dies zumal dann nicht, wenn sie soziale Netzwerke hatten, sich regelmäßig trafen, miteinander spazierten, gute nachbarschaftliche Beziehungen pflegten.

Singles: Wahrscheinlicher einsamer
Auch wenn sich Bewohner*innen von Einpersonenhaushalten nicht zwingend einsam fühlen, gibt es empirische Indizien, dass sie häufiger einsam sind (Nguyen et al., 2020). Heidinger und Richter (2020) befragten zu Beginn der Pandemie 2000 Österreicher*innen, von denen 40 % allein lebten. Diese hatten einen Einsamkeitsindex von 1,9: „manchmal einsam". Wer mit mindestens einer Person zusammenlebte, hatte einen Wert von 1,5: „höchstselten einsam". Aussagekräftig ist die Studie von Sundström et al. (2009), die in 12 europäischen Ländern 8787 ältere Personen befragten. In allen Staaten waren diejenigen am einsamsten, die allein lebten und gesundheitlich beeinträchtigt waren, gefolgt von denjenigen, die noch rüstig auf einen Berg steigen konnten, aber allein wohnten. Seltener einsam fühlte sich, wer zwar unter gesundheitlichen Beschwerden litt, aber sich die Wohnräume mit anderen teilte. Am seltensten einsam sind – wenig überraschend – gesunde Männer und Frauen, die gemeinsam wohnen.

3.4.4 Einsam im Büro?

Vereinzelung ist in den letzten Jahrzehnten auch bei der Arbeit häufiger geworden. Noch vor wenigen Jahrzehnten marschierten auf den Bauernhöfen alle aufs Feld, um das Heu einzubringen, die Bauersleute, Mägde, Knechte und Kinder, die stolz waren, gebraucht zu werden. Heutzutage sitzt der Landwirt allein auf dem Traktor. Für viele Arbeitsprozesse waren früher Teams erforderlich, so ein gutes Dutzend Zimmerleute, die, an den Seilen ziehend und gemeinsam „Hauruck" rufend, den schweren Firstbalken hochzogen und hernach mit einem Feierabendbier anstießen. Heute leistet dies ein Kran, von einem einzigen Arbeiter bedient.

Einsamkeit am Arbeitsplatz erhielt bisher nur wenig wissenschaftliche Aufmerksamkeit (Ertosun & Erdil, 2012, 469). Es ist Einsamkeit, die zeitlich und örtlich begrenzt ist, und nicht ein psychologischer Wesenszug. Ein Prokurist kann sich nachmittags über den vielen Akten einsam fühlen, um sechs Uhr abends in der Stammkneipe Geselligkeit pflegen. Gleichwohl wird Einsamkeit im Job als unangenehm, schmerzhaft und oft als ärgerlich erlebt, etwa wenn erduldet werden muss, ausgegrenzt, schlimmstenfalls gemobbt zu werden (Zhou, 2018).

Was führt zu Einsamkeit am Arbeitsplatz?
In Rechnung zu stellen sind innere Faktoren wie Persönlichkeitsmerkmale, sowie äußere Umstände wie das Betriebsklima oder die Art der Arbeit

(Wright & Silard, 2021). Es ist ein enormer Unterschied, ob eine Buchhalterin Tag für Tag allein in einem Büro sitzt, unterbrochen durch seltene Telefonate, oder ob Berufsfeuerwehrleute im Team den Notfall üben und dann zu einem solchen ausrücken. Zu den inneren Faktoren zählen Persönlichkeitseigenschaften. Extravertierte fühlen sich im Job seltener einsam, weil sie wahrscheinlicher einen Beruf wählten, der viele Sozialkontakte mit sich bringt. Auch erleiden sie seltener einen Burn-out als jene, die im Job einsam sind (Sirbu & Dumbrava, 2019).

Soziale Intelligenz
Schützt davor, bei der Arbeit zu vereinsamen. Silman und Dogan (2013) legten 326 Akademiker*innen die Skala zur Einsamkeit am Arbeitsplatz vor, die zwei Dimensionen unterscheidet: Emotionale Entbehrung: „Ich fühle mich oft von meinen Mitarbeiter*innen emotional distanziert." Sodann fehlende soziale Geselligkeit: „Da ist niemand bei der Arbeit, mit dem ich persönliche Gedanken austauschen kann." Gemessen wurde auch emotionale Intelligenz. Je ausgeprägter diese ist, desto negativere Zusammenhänge mit beiden Komponenten der Einsamkeit im Job. Wird ein empathisch-soziales Verhalten praktiziert, revanchieren sich Arbeitskolleg*innen wahrscheinlicher mit Freundlichkeit.

Ob Menschen bei der Arbeit vereinsamen oder nicht, hängt auch von ihren Werten ab, die, weltweit, oft mit dem Inventar von Schwartz (1992) gemessen werden. Yilmaz (2011) legte dieses 472 Lehrer*innen vor. Je wichtiger den Befragten Werte wie Selbstbestimmung, Kreativität, Gerechtigkeit, Wohlwollen, Hilfsbereitschaft, Verantwortung und Leistung waren, desto seltener fühlten sie sich im Job einsam, und dies noch ausgeprägter, wenn sie diese Werte mit Kolleg*innen teilen konnten. Wer hedonistische Werte favorisiert und nach Macht und Reichtum strebt, ist stärker gefährdet, im Job zu vereinsamen.

Äußere Faktoren
Begünstigen Einsamkeit bei der Arbeit ebenfalls. Welthistorisch einmalig arbeiten heute so viele Menschen allein vor dem Bildschirm, teils in Büros, nachdem um 1900 nur 3 % dort ihren Job verrichtet hatten, teils – und seit der Pandemie häufiger – zuhause. Das Meinungsforschungsinstitut Cigna (2020) befragte im Jahre 2019 in den USA 10.441 Arbeiter*innen und fand heraus, dass Telearbeiter*innen mehr Einsamkeit beklagten als jene mit sozialen Kontakten. 40 % der Männer fühlen sich in ihrem Job manchmal leer und einsam, Frauen mit 29 % deutlich seltener.

Entscheidend ist das Betriebsklima (Wright, 2005). Es gibt Firmen, in denen zwischen den Mitarbeiter*innen beständig Konkurrenz herrscht, weil alle mehr Gratifikationen anstreben, wodurch feindseliges Misstrauen aufkommt. Aber auch solche, in denen Vertrauen zu spüren ist, Fürsorge, Mitgefühl und Wertschätzung. Wenn gute interpersonale Beziehungen gepflegt werden, entsteht leichter eine kollektive Identität und fühlen sich die Arbeiter*innen miteinander und mit dem Betrieb verbunden.

Einsamkeit am Arbeitsplatz ist auch dann seltener, wenn Vorgesetzte gut führen. Fluglotsen, die einen stressreichen Job haben, fühlten sich in den Towers seltener einsam, wenn sie Aussagen wie folgende bejahten: „Mein Vorgesetzter übt über alle Untergebenen strikte Disziplin aus", „Er kümmert sich mit all seiner Energie um mich" (Öge et al., 2018). Ein solcher Führungsstil, der in einem guten Sinne autoritativ ist, schafft Klarheit, Sicherheit, Gemeinschaft. Er führt auch nicht zwingend dazu, dass Vorgesetzte, weil über den Bediensteten stehend und zu ihnen Distanz halten müssend, wahrscheinlicher vereinsamen (Wright, 2012).

Desaströse Folgen

Welches sind die Folgen von Einsamkeit am Arbeitsplatz? Wie die von Einsamkeit generell: Schädlich, sowohl für die Arbeiter*innen als auch für die Betriebe. Das Engagement sinkt massiv. Jung et al. (2021) befragten 292 Hotelangestellte in Seoul, die auch an Wochenenden und von Mitternacht bis in die Morgenfrühe an der Rezeption stehen müssen. Wer sich unter den Mitarbeiter*innen oft isoliert fühlte, verneinte wahrscheinlicher, sich engagiert in die Arbeit zu stürzen und um die Zukunft des Hotels besorgt zu sein.

Wer bei der Arbeit öfters einsam ist, wird sich eher nach einem neuen Job umschauen. Aykan (2014) befragte 166 Mitarbeiter*innen in der Möbelbranche. Wer sich einsam fühlte, erwog häufiger die Kündigung, wobei es vor allem die emotionale Einsamkeit war, die dazu drängte.

Arbeitslosigkeit

Wie schmerzhaft es auch ist, in der Arbeit zu vereinsamen – noch bitterer ist, auf dem Arbeitsmarkt nicht mehr gebraucht zu werden, eine Bewerbung nach der anderen zu schreiben und fortlaufend freundliche Absagen zu erhalten. Arbeitslosigkeit senkt die Lebenszufriedenheit nachhaltig. In der Coronapandemie war verhängnisvoll, dass diese nicht nur die Sozialkontakte einschränkte, sondern auch unzählige Arbeiter*innen in die Kurzarbeit geschickt wurden oder die Kündigung erhielten, wodurch sich Einsamkeit vermehrte (Payne, 2021). Beschäftigungslose fühlen sich deutlich einsamer (Morrish & Medina-Lara, 2021).

Kontrovers ist, ob Arbeitslosigkeit die Folge oder die Ursache von mehr Einsamkeit ist. Der Verlust des Arbeitsplatzes sei ursächlich für mehr Einsamkeit, jedoch nicht in dem Maße wie Verwitwung (Buecker et al., 2020). Aber Einsamkeit kann auch dazu führen, die Arbeit zu verlieren oder zu solcher nicht mehr in der Lage zu sein (Morris, 2020).

> **Übersicht**
>
> Was Menschen acht Stunden täglich tun, ist entscheidend für ihre Lebenszufriedenheit. Wenn dort in Einsamkeit abgesunken wird, kann das fatale Folgen zeitigen, nicht nur für die physische Gesundheit, sondern auch die psychische. Interventionen gegen Einsamkeit im Job sind wichtig, für davon Betroffene ebenso wie für die Betriebe und die ganze Gesellschaft.

3.4.5 Einsam, wenn und weil arm?

Wie wahr es auch ist, dass, zumindest in der Ersten Welt, noch nie so viele Menschen so viel besessen haben, so ist es zugleich der Fall, dass zusehends mehr Menschen armutsgefährdet werden, in der Bundesrepublik fast jede/r fünfte Bürger*in, aufgrund der Inflation mehr und mehr. Besonders betroffen sind Alleinerziehende, Senior*innen, aber auch junge Erwachsene, wenn sie sich in der Erwerbswelt noch nicht zu etablieren vermochten, kinderreiche Familien.

Arme sind einsamer

Ist einsamer, wer sich gegen Ende des Monats allenfalls noch Nudeln und Ketchup leisten kann? Die Sozialpsycholog*innen Refali und Achdut (2020) befragten 1508 Israelis, wie oft sie sich einsam fühlen und wie ihre ökonomische Situation sei. 17 % fühlen sich öfters einsam, und diese gaben weit häufiger an, Phasen der Armut durchgemacht zu haben. Armut sei Stress, wenn jede Münze umgedreht werden muss und Existenzängste aufkommen. Ältere Finn*innen, wenn sie zugaben, nur über geringe finanzielle Mittel zu verfügen, fühlten sich zwei Jahre später einsamer. Macdonald et al. (2018) befragten 593 Brit*innen. Von denjenigen, die weniger als 10.000 Pfund im Jahr verdienten, waren 59 % moderat einsam. In der Einkommensklasse 25.000–50.000 Pfund waren es 13 %, knapp fünfmal weniger.

Plötzlicher Einkommensverlust macht einsam

Einsamkeit kann stärker werden, wenn plötzlich weniger Ressourcen zur Verfügung stehen. Sich von einem Tag auf den anderen viel weniger leisten können, schlimmstenfalls bedroht sein, das Haus an die Bank zu verlieren, kann veranlassen, sich aus dem sozialen Leben zurückzuziehen. In einfühlsamen Gesprächen hörten Keen et al. (2015), wie Amerikaner*innen, die während der Finanzkrise von 2008 um ihr Eigenheim fürchten mussten, dies als beschämendes Stigma empfanden. Die 49jährige Missy: „Ich bleibe im Zimmer und gehe nicht mehr aus. Ich habe Angst vor neugierigen Fragen. Und denke immer: Was ist, wenn ich kein Heim mehr habe? Dann lande ich auf der Straße."

Nachdem Lehmann Brothers in den Konkurs geschlittert war, verloren viele Amerikaner*innen bis zu 75 % ihres Einkommens, worauf sich viele sozial zurückzogen und auf der UCLA-Skala höhere Werte erreichten (Hawkley et al., 2020). Doch in den folgenden Monaten sank das Ausmaß an Einsamkeit. In den Medien wurden viele Schicksale von Menschen ausgebreitet, die ihre Eigenheime verloren hatten, was zum Eindruck führte, mit dieser existenziellen Krise nicht allein da zu stehen.

Warum treibt Armut in die Einsamkeit?

Wer kaum Geld in der Tasche hat, ist von vielen Anlässen ausgeschlossen, kann sich nur selten den Besuch einer Bar leisten, nicht auf eine Kreuzfahrt gehen. Hinzu kommt, dass, zumal im Alter, Armut mit mehr körperlichen und psychischen Beeinträchtigungen einhergeht, die soziale Kontakte erschweren und reduzieren (Boen & Yang, 2016). Auch kann finanzieller Stress Ehen belasten, wenn er trotzdem 35 € in der Bar liegen lässt oder sie den Verlockungen in einer Boutique nicht widersteht (Gudmunson et al., 2007). Sozialpolitik müsste der Bekämpfung von Armut einen hohen Stellenwert beimessen, um auch Einsamkeit zu reduzieren, die ursächlich ist für viele Erkrankungen (Kap. 5).

Nachdem zahlreiche Faktoren erörtert wurden, die Menschen in die Einsamkeit treiben können, wird im Folgenden Einsamkeit im Lebenslauf ausgebreitet.

Literatur

Achterberg, L., et al. (2020). The experience of loneliness among young people with depression: A qualitative metasynthesis of the literature. *BMC Psychiatry, 20*(415), 1–23.

Aykan, E. (2014). Effects of perceived psychological contract breach on turnover intention: Intermediary role of loneliness perception of employees. *Procedia. Social and Behavioral Sciences, 150*, 413–419.

Bauminger, N., & Kasari, C. (2000). Loneliness and friendship in high-functioning children with autism. *Child Development, 71*, 447–456.

Boen, C., & Yang, Y. C. (2016). The physiological impacts of wealth shocks in late life: Evidence from the great recession. *Social Science & Medicine, 150*, 221–230.

Bohus, M., et al. (2021). *Borderline personality disorder.* www.thelancet.com. *398*, 1528–1540.

Boomsma, D. I., et al. (2005). Genetic and environmental contributions to loneliness in adults: The Netherland twin register study. *Behavior Genetics, 35*, 745–752.

Brailovskaia., et al. (2021). Loneliness and depressive symptoms: The moderating role of narcissism. *Journal of Affective Disorders Reports, 6*(100264), 1–6.

Brummelmann, E., et al. (2015). Origins of narcissism in children. *Proceedings of the National Academy of Sciences, 112*, 3659–3662.

Buecker, S., et al. (2020). A propensity-score matched study of changes in loneliness surrounding major life events. *Journal of Personality and Social Psychology, 121*, 669–690.

Castro, A., & Barrada, J. R. (2020). Dating apps and their sociodemographic and psychosocial correlates: A systematic review. *International Journal of Environmental Research and Public Health, 17*(6500), 1–25.

Cigna. (2020). Loneliness and the workplace. https://www.cigna.com/static/www-cigna-com/docs/about-us/newsroom/studies-and-reports/combatting-loneliness/cigna-2020-loneliness-report.pdf.

Croom, C., et al. (2016). What's her face(book)? How many of their facebook „friends" can college students actually identify? *Computers in Human Behavior, 56*, 135–141.

Dahlberg, L., et al. (2015). Predictors of loneliness among older women and men in Sweden: A national longitudinal study. *Aging & Mental Health, 19*, 409–417.

Deckers, A., et al. (2017). Being on your own or feeling lonely? Loneliness and other social variables in youth with autism spectrum disorders. *Child Development and Human Development, 48*, 828–839.

Dibb, B., & Foster, M. (2021). Loneliness and facebook use: The role of social comparison and rumination. *Heliyon, 7*(e05999), 1–6.

DSM-5 (2015): Diagnostische Kriterien DSM-5. Deutsche Ausgabe, herausgegeben von Peter Falkai und Hans-Ulrich Wittchen, Hogrefe.

Ee, D., et al. (2019). Loneliness in adults on the autism spectrum. *Autism in Adulthood, 1*, 182–193. https://doi.org/10.1089/aut.2018.0038.

Ertosun, Ö., & Erdil, O. (2012). The effects of loneliness on employees' commitment and intention to leave. *Procedia. Social and Behavioral Sciences, 41*, 469–476.

Forstner, A. (2017). Further evidence for genetic variation at the serotonin transporter gene SLC6A4 contributing toward anxiety. *Psychiatric Genetics, 27,* 96–102.

Goossens, L., et al. (2015). The genetics of loneliness: Linking evolutionary theory to genom-wide genetics, epigenetics, and social science. *Perspectives on Psychological Science, 10,* 213–226.

Gudmunson, C. G., et al. (2007). Linking financial strain to marital instability: Examining the roles of emotional distress and marital interaction. *Journal of Family and Economic Issues, 28,* 357–376.

Hawkley, L., et al. (2020). Negative financial shock increases loneliness in older adults, 2006–2016: Reduced effect during the great recession (2008–2010). *Social Science and Medicine, 255*(3), 113000.

Heidinger, T., & Richter, L. (2020). The effect of COVID-19 on loneliness in the elderly: An empirical comparison of pre- and peri-pandemic loneliness in community-dwelling elderly. *Frontiers in Psychology, 11*(585308), 1–5.

Hunt, M. G., et al. (2018). No more FOMO: Limiting social media decreases loneliness and depression. *Journal of Social and Clinical Psychology, 37,* 751–768.

Jung, H. S., et al. (2021). The effects of workplace loneliness on work engagement and organizational commitment: Moderating roles of leader-member exchange and coworker exchange. *Sustainability, 13*(948), 1–14.

Kanner, I. (1943). Autistic disturbances of affective contact. *Nervous Child, 2,* 217–250.

Keen, D. E., et al. (2015). „When you are in a crisis like that, you don't know people to know": Mortage strain, stigma, and mental health. *American Journal of Public Health, 105,* 1008–1012.

Kealy, D., et al. (2022). Investigating pathological narcissism and loneliness, and the link with life satisfaction. *Scandinavian Journal of Psychology, 63,* 32–38.

Kernberg, O. (2010). Die narzisstische Persönlichkeit und ihre Beziehung zu antisozialem Verhalten und Perversionen – Pathologischer Narzissmus und narzisstische Persönlichkeit. In O. Kernberg & H. P. Hartmann (Hrsg.), *Narzissmus. Grundlagen – Störungsbilder – Therapie* (S. 263–307). Schattauer.

Klingenberg, E. (2012). *Going solo: The extraordinary rise and surprising appeal of living alone.* The Penguin Press.

Klingenberg, E. (2016). Social isolation, loneliness, and living alone: Identifying the risks for public health. *American Journal of Public Health, 106,* 786–787.

Kraut, R., et al. (1998). Internet paradox. A social technology that reduces social involvement and psychological well-being. *American Psychologist, 53,* 1017–1031.

Kumsta, R., & Heinrichs, M. (2013). Oxytocin, stress, and social behavior: Neurogenetics of the human oxytocin system. *Current Opinion in Neurobiology, 23,* 11–16.

Längle, A. (2002). Die grandiose Einsamkeit. *Existenzanalyse, 19*(2), 12–24.

Langgaman, A. (2020). Loneliness and anxiousness as predictors of facebook use among college students. *International Journal of English Literature and Social Sciences, 5,* 2534–2538.

Liebke, L., et al. (2016). Loneliness, social networks, and social functioning in borderline personality disorder. Personality disorders: Theory, research, and treatment. Advanced online publication. https://doi.org/10.1037/per0000208.

Lo, J. (2019). Exploring the buffer effect of receiving social support on lonely and emotional unstable social networking users. *Computers in Human Behavior, 90,* 103–116.

Loehlin, J. C., et al. (1998). Heritabilities of common and measure-specific components of the big five personality factors. *Journal of Research in Personality, 32,* 431–453.

Martila, E., et al. (2021). Does excessive social media use decrease subjective well-being? A longitudinal anaysis of the relationship between problematic use, loneliness and life satisfaction. *Telematics and Informatics, 59*(101556), 1–11.

Macdonald, S. J., et al. (2018). Loneliness in the city': Examining socio-economics, loneliness and poor health in the North East of England. *Public Health, 165,* 88–94.

Mazurek, M. O. (2014). Loneliness, friendship, and well-being in adults with autism spectrum disorders. *Autism, 18,* 223–232.

McGuire, S., & Clifford, J. (2000). Genetic and environmental contributions to loneliness in children. *Psychological Science, 11,* 487–491.

McHugh Power, J., et al. (2020). Depressive symptoms predict increased social and emotional loneliness in older adults. *Aging & Mental Health, 24,* 110–118.

Möller, H. J., et al. (2001). *Psychiatrie und Psychotherapie* (2., vollständig überarbeitete und erweiterte Aufl.). Thieme.

Moody, E. J. (2001). Internet use and its relationship to loneliness. *CyberPsychology & Behavior, 4,* 393–401.

Morahan-Martn, J., & Schumacher, P. (2003). Loneliness and social uses of the Internet. *Computers in Human Behavior, 19,* 659–671.

Morris, Z. A. (2020). Loneliness as predictor of work disability onset among older nondisabled, working older adults in 14 countries. *Journal of Aging and Health, 32,* 554–563.

Morrish, N., & Medina-Lara, A. (2021). Does unemployment lead to greater levels of loneliness? A systematic review. *Social Science & Medicine, 287*(114339), 1–21.

Mund, M., & Neyer, F. J. (2015). The winding paths of the lonesome cowboy: Evidence for mutual influences between personality, subjective health, and loneliness. *Journal of Personality, 84,* 646–657.

Nenov-Matt, T., et al. (2020). Loneliness, social isolation and their difference: A cross-diagnostic study in persistent depressive disorder and Borderline personality disorder. *Frontiers in Psychiatry, 11*(608476), 1–13.

Nguyen, T. V., et al. (2020). Predictors of loneliness by age decade: Study of psychological and environmental factors in 2843 community-dwelling Americans aged 20–69 years. *Journal of Clinical Psychiatry, 81.* https://doi.org/10.4088/JCP.20m13378.

Oberlo. (2021). 10 Facebookstatistiken. https://www.oberlo.de/blog/facebook-statistik.

O'Day, E. B., & Heimberg, R. G. (2021). Social media use, social anxiety, and loneliness: A systematic review. *Computers in Human Behavior Reports, 3*(100070), 1–13.

O'Day, A., et al. (2019). Social anxiety, loneliness, and the moderating role of emotion regulation. *Journal of Social and Clinical Psychology, 38,* 751–773.

Öge, E., et al. (2018). The effects of paternalistic leadership on workplace loneliness, work family conflict and work engagement among air traffic controllers in Turkey. *Journal of Air Transport Management, 66,* 25–35.

Payne, C. (2021). *Mapping loneliness during the Coronavirus pandemic. Office for National Statistics.* https://www.ons.gov.uk/peoplepopulationandcommunity/wellbeing/articles/mappinglonelinessduringthecoronaviruspandemic/2021-04-07.

Pieters, R. (2013). Bidirectional dynamics of materialism and loneliness: Not just a vicious cycle. *Journal of Consumer Research, 40,* 615–631.

Rammstadt, B., et al. (2012). Eine kurze Skala zur Messung der fünf Dimensionen der Persönlichkeit. Big-Five-Inventory-10 (BFI-10): Gesis. Leibniz-Institut für Sozialwissenschaften, Working Papers 23.

Refali, T., & Achdut, N. (2020). Perceived poverty, perceived income adequacy and loneliness in Israeli young adults. *Health and Social Care Community, 30,* 668–684.

Richter, J. (2021). *Anteil der Singlehaushalte in Deutschland nimmt zu.* https://www.gfk.com/de/presse/Anteil-der-Singlehaushalte-in-Deutschland-nimmt-zu.

Rylaarsdam, L., & Guemez-Gamboa, A. (2019). Genetic causes and modifiers of Autism spectrum disorder. *Frontiers in Cellular Neuroscience, 20.* https://doi.org/10.3389/fncel.2019.00385.

Santos, H. C., et al. (2017). Global increases in individualism. *Psychological Science, 28,* 1228–1239.

Schermer, J. A., & Martin, N. G. (2019). A behavior genetic analysis of personality and loneliness. *Journal of Research in Personality, 78,* 133–137.

Schermer, J. A., et al. (2020). Genetic and environmental causes of individual differences in borderline personality disorder features and loneliness are partially shared. *Twin Research and Human Genetics, 23,* 214–220.

Scott, G., et al. (2018). Posting photos on facebook: The impact of narcissism, social anxiety, loneliness, and shyness. *Personality and Individual Differences, 133,* 67–72.

Schwartz, S. H. (1992). Universals in the content and structure of values: Theory and empirical tests in 20 countries. In M. Zanna (Hrsg.), *Advances in experimental social psychology 25* (S. 1–65). Academic.

Shaw, L., & Gant, L. M. (2002). In defense of the internet: The relationship between internet communication and depression, loneliness, self-esteem, and perceived social support. *CyberPsychology & Behavior, 5,* 157–171.

Silman, F., & Dogan, T. (2013). Social intelligence as a predictor of loneliness in the workplace. *Spanish Journal of Psychology, 16*(e36), 1–6.

Sirbu, A. A., & Dumbrava, A. C. (2019). Loneliness at work and job performance: The role of burnout and extraversion. *Psihologia Resurselor Umane, 17,* 7–17.

Smith, K., & Victor, C. (2018). Typologies of loneliness, living alone and social isolation, and their associations with physical and mental health. *Ageing & Society, 39,* 1–22.

Song, H., et al. (2014). Does Facebook make you lonely? A meta-analysis. *Computers in Human Behavior, 36,* 446–452.

Spitzer, M. (^{3}2020). *Die Smartphone-Epidemie. Gefahren für Gesundheit, Bildung und Gesellschaft.* Klett-Cotta.

Stein, M., et al. (2017). Genetic risk variants for social anxiety. *American Journal of Medical Genetics B. Neuropsychiatry Genetics, 174,* 120–131.

Sundström, G., et al. (2009). Loneliness among older Europeans. *European Journal of Aging, 6,* 267–275.

Tanskanen, J., & Anttilka, T. (2016). A prospective study of social isolation, loneliness, and mortality in Finland. *American Journal of Public Health, 106,* 2042–2048.

Thompson, C., et al. (2021). Changes in social anxiety symptoms and loneliness after increased isolation during the COVID-19 pandemic. *Psychiatry Research, 298*(113834), 1–2.

Tiggemann, M., & Slater, S. (2013). NetGirls: The internet, facebook, and body image concern in adolescent girls. *International Journal of Eating Disorders, 46,* 630–633.

Tiikkainen, P., & Heikkinen, R. L. (2005). Associations between loneliness, depressive symptoms and perceived togetherness in older people. *Aging & Mental Health, 9,* 526–534.

Twenge, J. M., & Foster, J. D. (2010). Birth cohort increases in narcisstic personality traits among American college students, 1982–2009. *Social Psychology and Personality Science, 1,* 99–106.

Ward, C. C. & Tracey, T. J. (2004). Relation of shyness with aspects of online relationship involvement. *Journal of Social and Personal Relationships, 21,* 611–623.

Wright, S., & Silard, A. (2021). Unravelling the antecedents of loneliness in workplace. *Human Relations, 74,* 1060–1081.

Wright, S., et al. (2005). Organizational climate, social support, and loneliness in the workplace. In N. M. Ashkanasy (Hrsg.), *Research on emotion in organizations 1* (S. 123–142). Elsevier.

Wright, S. (2012). Is it lonely at the top? An empirical study of managers' and non-managers loneliness in organizations. *The Journal of Psychology, 146,* 47–60.

Yang, C. (2016). Instagram use, loneliness, and social comparison orientation: Interact and browse on social media, but don't compare. *Cyberpsychology, Behavior, and Social Networking, 19,* 703–708.

Yilmaz, E. (2011). An investigation of teachers' loneliness in the workplace in terms of human values they possess. *African Journal of Business Management, 5,* 5070–5075.

Zebhauser, A., et al. (2014). What prevents old people living alone from feeling lonely? Findings from the KORA-age-study. *Aging and Mental Health, 19,* 773–780.

Zervoulis, K., et al. (2020). Use of gay dating apps and its relationship with individual well-being and sense of community in men who have sex with men. *Psychology and Sexuality, 11,* 88–102.

Zhou, X. (2018). A review of researcher's workplace loneliness. *Psychology, 8,* 1005–1022.

4

Einsamkeit im Lebenslauf

In diesem Kapitel entdecken Sie, dass zahlreiche Vorurteile über Einsamkeit im Lebenslauf nicht stimmen. Nicht alte Menschen fühlen sich am häufigsten einsam, sondern Jugendliche und junge Erwachsene. Auch verstehen Sie, was Einsamkeit in den verschiedenen Lebensphasen begünstigt.

Einsamkeit lässt am wahrscheinlichsten an ältere Menschen denken, die bestenfalls den Haushalt noch allein bewältigen, dabei gelegentlich auf das Foto des verstorbenen Partners blicken, selten aus dem Haus gehen und kaum mit Menschen sprechen. Aber einsam kann sich schon ein Kindergartenkind fühlen, wenn es alleine in der Ecke sitzt. Einsamkeit erleben Menschen in allen Lebensphasen (Überblick: Qualter et al., 2015).

4.1 Einsamkeit in der Kindheit

Sind Kinder einsamkeitsunfähig?
Säuglinge können ab dem ersten Lebenstag allein in der Wiege liegen. Aber können sie sich auch einsam fühlen? Es gibt Argumente dagegen. Der Psychoanalytikerin Margareth Mahler (1999) zufolge befinde sich der Säugling in einer symbiotischen Phase, in der es die Mutter als Teil seines Selbst erlebe. Es könne noch nicht zwischen Außen und Innen unterscheiden und infolgedessen keine innere Einsamkeit verspüren. Behauptet wurde auch: Jüngere Kinder könnten noch nicht einsam sein, weil sie stets von Personen umgeben seien (Siva, 2020). Öfters rezipiert wurde die These des

A. A. Bucher, *Einsamkeit – Qual und Segen,* https://doi.org/10.1007/978-3-662-67022-4_4

Einsamkeitsexperten Weiss (1973), erst ältere Kinder könnten sich einsam fühlen, weil hierfür das Bewusstsein der eigenen Individualität vorausgesetzt sei, das sich erst in der Adoleszenz entwickle. Aufgrund solcher Annahmen wurde Einsamkeit in frühen Lebensjahren kaum erforscht. Bis in die 1980er-Jahre erschienen jährlich nicht einmal zehn entsprechende Studien, aber seitdem intensivierte sich die Forschung (Rotenberg, 1999, 4).

Kinder schildern Einsamkeit differenziert

Auch bezüglich der Einsamkeit gilt: Jüngere Kinder wurden unterschätzt. Cassidy und Asher (1992) führten einfühlsame Gespräche mit Kindergartenkindern und stellten fest, dass diese „einsam" verstanden: „Wenn keiner mit dir spielt, da fühlst du dich traurig" (ebd. 355). Mehr als 10 % der Kinder waren einsam, sodass Einsamkeit im jungen Alter ein „häufiges Problem" sei (361). Die Erzieherinnen beobachteten, dass diese Kinder häufiger zurückgewiesen wurden, seltener mit anderen spielten, scheu und nicht glücklich wirkten.

Auch Hymel et al. (1999) ließen sich von Kindern erzählen, wie sie Einsamkeit erleben. In der Kindheit sei Einsamkeit multidimensional. Die erste Dimension seien Affekte wie traurig und gelangweilt. Einsamkeit beinhalte eine kognitive Dimension. Dazu zählt das Wissen, was einem Menschen fehlt, wenn er einsam ist: Gemeinschaft („Da ist niemand, mit dem man spielen kann"), Inklusion („kein Mitglied einer Gruppe sein"), emotionale Unterstützung („niemand, der dich tröstet"), Zuneigung („niemand, der dich mag"). Die dritte Dimension sind interpersonale Kontexte, in denen Einsamkeit auftritt, und die von den Kindern vielfältig geschildert wurden: Verlusterfahrungen („wie mein Hund starb, war ich allein, weil ich immer mit ihm gespielt hatte"), Umzug („wie wir hierher zogen, kannte ich niemanden"), Abwesenheit („wie alle meine Freunde in den Urlaub fuhren"), Konflikte („nachdem ich gestritten hatte"), Zurückweisung und Ausschluss („wenn man nicht zum Geburtstag eingeladen wird"). Galanaki (2008) bestätigte dieses Konzept bei 180 Schulkindern und fand zusätzlich: Mit steigendem Alter wird Einsamkeit häufiger, weil sich Kinder ignoriert fühlen und aufgrund von Konflikten, seltener aufgrund zeitweiliger Abwesenheit von Bezugspersonen.

Kinder differenzieren einsam und allein sein

Von welchem Alter an können Kinder zwischen allein sein und einsam differenzieren? Galanaki (2004) befragte 180 Schüler*innen: „Kann jemand einsam sein, wenn Leute um ihn herum sind?" Zwei Drittel der Siebenjährigen bejahten: Wenn man die anderen nicht mag, sie Fremde sind, ein

Streit vorausging. Ebenso viele hielten dafür, man sei nicht notwendigerweise einsam, wenn man alleine ist, und begründeten dies damit, es seien Haustiere da, man tue etwas Spannendes, spreche mit Freunden in der Fantasie. Etliche Kindern waren überzeugt, es gäbe Menschen, die allein sein wollen, und charakterisierten diese negativ, etwa als Kriminelle.

Kindern schadet Einsamkeit

Schon bei Kindern wirkt sich anhaltende Einsamkeit schädigend aus, so auf die Schlafqualität (Siva, 2020). Qualter et al. (2010) erhoben bei 296 Erstklässlern Einsamkeit, Selbstwert und depressive Symptome, und dies vier bzw. acht Jahre später noch einmal. Sie fanden: Einsame Kinder geraten, wenn sie heranwachsen, wahrscheinlicher in Depressionen, fühlen sich weniger wert und entwickeln soziale Ängste, die es erschweren, auf mögliche Freunde zuzugehen. Sie verhalten sich oft so, dass sie als aufdringlich empfunden werden, etwa wenn sie auch mitspielen wollen, was zu neuerlicher Zurückweisung führt – ein Teufelskreis (Coplan et al., 2007).

Sichere Bindung: Weniger einsam

Was geht der Einsamkeit in der Kindheit voraus? Es sind nicht nur schmerzhafte Erfahrungen wie die, ausgeschlossen zu werden, oder ignoriert, gehänselt, umziehen müssen. Ursächlich sind auch Faktoren, die, unmittelbar nach der Geburt, dazu führen, dass Kleinkinder einen unsicherambivalenten Bindungsstil entwickeln. Solche Kinder klammern sich ängstlich an ihre Bezugspersonen und reagieren gestresst, wenn diese weggehen, Berlin et al. (1995) erhoben bei 64 Einjährigen den Bindungsstil und erfragten sechs Jahre später bei den zwischenzeitlichen Kindergartenbesuchern Einsamkeit mit Fragen wie: „Es fällt mir leicht, neue Freunde zu gewinnen." Unsicher-ambivalent gebundene Kinder fühlten sich häufiger einsam als sicher Gebundene, aber auch als Vermeidende. Vorzügliche Prophylaxe gegen Einsamkeit: Babys in die Arme schließen, sie oft tragen, mit ihnen viel Hautkontakt haben.

Angestiegen ist Einsamkeit bei Kindern während der Coronapandemie, in der die Kindergärten und Schulen geschlossen und um die Spielplätze Absperrbänder gezogen wurden. Nachdem der Präsenzunterricht eingestellt worden war, litten zwei Drittel der Schulkinder unter Einsamkeit (Loades et al., 2020, 1218). 78 % vermissten ihre Freunde sehr (Larsen et al., 2021). Aber: Wenn es den Eltern möglich war, sich intensiv um ihre Kinder zu kümmern, und wenn das Lernen am Computer klappte, fühlten sich die Kinder sogar weniger traurig und ängstlich als vor der Pandemie, aber einsamer wegen der fehlenden Spielgefährten.

Einsamkeit in der Schule

Heutige Kindheit ist Schulkindheit. In der Schule können Kinder enorm beglückende Sozialerfahrungen machen, lernen sie Freunde kennen. Aber Schule kann auch der Ort bitterer Einsamkeit werden, wie sie in Hesses Roman *Unterm Rad* vom begabten Hans Giebenrath durchlitten wurde, nachdem sein aufmüpfiger Freund Hermann Leithner vom Internat verwiesen worden war. Da sich Einsamkeit in der Schule nachteilig auswirkt, auf den Selbstwert, die soziale Entwicklung, den Schulerfolg (Rockach, 2016), sollte sie so gering wie möglich gehalten werden. 80 % der von Berguno et al. (2004) befragten Kinder gaben an, sich in der Schule schon einsam gefühlt zu haben, was mit Langeweile einherging, Tagträumen, Trägheit.

Stoeckli (2010) untersuchte Faktoren von Klassenzimmereinsamkeit, indem er 704 Schüler*innen fragte: Wie einsam fühlen sie sich in der Schule, wie sehr bringen sie sich ein, wie ist es um ihren Selbstwert und ihre Ängstlichkeit bestellt? Auch beurteilten die Kinder soziometrisch ihre Mitschüler*innen. Stoeckli (2010) eruierte 10 % besorgniserregend einsame Schüler*innen. Ihr Selbstwert ist niedriger, die soziale Ängstlichkeit erhöht, im Unterricht schweigen sie fast immer. Auch Ängstlichkeit, die davon abhält, sich einzubringen, weil man sich blamieren könnte, wird stärker, wenn Schüler*innen einsam sind. Kinder, von ihren Kameraden als schüchtern wahrgenommen, gaben an, häufiger einsam zu sein. Stoeckli (2010) riet, Unterricht so zu gestalten, dass sich auch Wortkarge einbringen können, speziell in Gruppenarbeiten.

> Jüngeren Kindern wurde erst noch nachgesagt, von schmerzhafter Einsamkeit verschont zu bleiben. Doch wesentlich früher als traditionell angenommen, können Kinder, wie Erwachsene auch, Einsamkeit beschreiben, wofür vorausgesetzt ist, dass sie erfahren wurde.

4.2 Am meisten Einsamkeit: In der Adoleszenz

Jugend wurde und wird oft als „goldener" Lebensabschnitt verklärt und lässt an mehr Freiräume denken, Freundschaften, erste Küsse. Dabei ist sie jene Lebensphase, in der Einsamkeit am häufigsten, tiefsten und schmerzhaftesten sei (Bayat et al., 2021). 79 % der Jugendlichen seien gelegentlich einsam, und bei 30 % sei dieser Zustand anhaltend und quälend (Houghton et al., 2013, 2). Dem gegenüber sind, wie folgende Grafik zeigt (Heinrich &

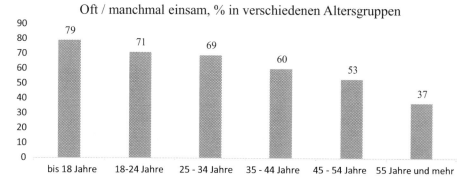

Abb. 4.1 Prozentuale Quoten von „manchmal/oft" Einsamen in verschiedenen Altersgruppen

Gullone, 2006, 700), die über 55-Jährigen bloß zu 37 % manchmal/oft einsam (Abb. 4.1).

Verlaufsformen der Einsamkeit
Wie verändert sich Einsamkeit während der Adoleszenz? Aussagekräftige Antworten erfordern Längsschnittstudien. Schinka et al. (2013) befragten 832 Heranwachsende, wie sie neun, elf und 15 Jahre alt waren, und hielten *fünf* Verlaufsformen der Einsamkeit auseinander:

1. Konstant selten einsam (50 %)
2. Konstant tief einsam (4 %)
3. Mit steigendem Alter einsamer (32 %)
4. Massiver Anstieg der Einsamkeit mit dem Alter (5 %)
5. Mit steigendem Alter weniger einsam (9 %)

Anstieg von Einsamkeit ist viermal häufiger als Rückgang. Einsamkeit intensivierte sich vor allem bei Kindern mit geringen sozialen Fertigkeiten, stärkerer Neigung zu Aggressivität und aus ärmeren Familien.

Einsamkeit deprimiert
Jugendliche können unterwünschte Einsamkeit beeindruckend schildern. Hemberg et al. (2021) führten mit Heranwachsenden einfühlsame Interviews. Einsamkeit erzeuge Stress und lähme zugleich: „Wenn ich mich einsam fühlte, war ich völlig unfähig, etwas zu tun. Ich bin den ganzen Tag nur im Bett geblieben" (46). Sie fühle sich an, als wäre man in einer anderen Welt als die anderen Menschen. „Ich sehe diese, aber sie sehen mich nicht"

(45). Einsamkeit erzeugt Angst, beschämt, weckt Selbstzweifel und ruft Schuldgefühle hervor. Daraus resultiere Hoffnungslosigkeit, Sinnlosigkeit, schlimmstenfalls Depression. Achterberg et al. (2020) beschrieben, wie depressiv verstimmte Jugendliche auf Einsamkeit reagieren:

1. Sozialer Rückzug aufgrund der psychischen Krankheit;
2. Geheimhaltung derselben: „Ich traue mich nicht über meine Traurigkeit zu reden, denn da denken die anderen, du bist schwach" (Achterberg et al., 2020, 15);
3. und der gleichzeitige Wunsch, dazuzugehören, was
4. in Paradoxa einmündet, einen Teufelskreis erzeugt und die Einsamkeit verstärkt: „Die Teilnehmer*innen beteuerten zum einen, wie notwendig es sei, ihre Emotionen anderen Menschen anzuvertrauen, zum anderen fühlten sie, dass ihnen dies nicht möglich war. Sie waren in einem Teufelskreis gefangen" (Achterberg et al., 2020, 17).

Kontexte jugendlicher Einsamkeit

In welchen Kontexten fühlen sich Jugendliche einsam? Van Roekel et al. (2015) statteten 286 Vierzehnjährige mit einem Handcomputer aus, in den sie in zufälligen Abständen eintippten, wie sie sich fühlen und wo sie sich befinden. Am einsamsten waren sie, wenn alleine (42 %), sodann im Klassenzimmer (27 %), bei ihrer Familie (19 %), und am seltensten bei Freunden (9 %). Warum das hohe Ausmaß an Einsamkeit unter Klassenkameraden? Solche könnten im Unterschied zu Freunden nicht ausgewählt werden und seien manchmal lästig. Auch Bayat et al. (2021) untersuchten Korrelate von Einsamkeit bei 7956 Adoleszenten. Die oft Einsamen (20 %) hatten häufiger geschiedene Eltern, lebten in Familien mit schwächerem Zusammenhalt, wurden in der Schule häufiger gemobbt, auch über das Internet, das sie reger benutzten.

Warum Einsamkeit in Jugend häufiger wird

In dieser Lebensphase erfolgen tiefgreifende körperlich-hormonelle Veränderungen und geschieht der Übergang aus dem Schoß der Familie heraus und hinein in ein selbst zu gestaltendes Leben (Laursen & Hartl, 2013). Die selteneren familiären Interaktionen werden bestenfalls kompensiert durch mehr Zeit mit Gleichaltrigen. Fehlen solche, öffnet sich die Leere der Einsamkeit. Auch verstärkt sich das Bedürfnis nach Abgrenzung von den früheren Autoritäten, gleichzeitig die Sehnsucht nach Intimität. Je weniger sich ein Mensch einem Du öffnen kann, desto stärker bleibt er in sich gefangen, desto anfälliger ist er für Einsamkeit.

Einsamkeit schadet auch in der Jugend

Stickley et al. (2016) befragten 2205 junge Tschech*innen, 1995 Russ*innen und 2050 Amerikaner*innen, die zwischen 13 und 15 Jahre alt waren. In allen drei Ländern gaben Mädchen häufiger an, einsam zu sein (13 %) als die Jungen (7 %). Einsame hatten zehnmal so häufig depressive Symptome wie die gut Eingebundenen, dreimal so häufig lähmten sie soziale Ängste, und doppelt so oft litten sie unter Kopfschmerzen, Magenkrämpfen etc. Heranwachsende, oft und schwer unter Einsamkeit leidend, imaginieren sich wahrscheinlicher, von einer Brücke zu springen oder Tabletten zu schlucken, der Studie von Schinka et al. (2013) zufolge 6 %.

Einsame Jugendliche werden einsame Erwachsene

Einsamkeit in der Adoleszenz sollte geringgehalten werden, weil sie sich ungünstig ins junge Erwachsenenleben hinein auswirkt. Lin und Chiao (2020) befragten 2289 heranwachsende Taiwaner*innen. Wer sich schon als Jugendlicher isoliert fühlte, war auch als Erwachsener häufiger einsam und stärker gefährdet, psychisch zu erkranken. Dies bestätigten Soest et al. (2020) an 3116 Norweger*innen, die zwischen dem 15. und 31. Lebensjahr viermal befragt wurden. Wer in der Adoleszenz einsam war, verdiente als Dreißigjährige/r weniger, hatte schwächere Netzwerke, kam beruflich schlechter voran, geriet eher in Depression.

4.3   Einsamkeit im Erwachsenenalter

Der Eintritt ins Erwachsenenalter bringt positive Veränderungen: Ablösung von der Herkunftsfamilie, selbstverdientes Geld, Intimität, eigene Familie. Und trotzdem sind junge Erwachsene häufiger einsam als Personen im mittleren Erwachsenenalter. In einer repräsentativen Stichprobe fühlten sich die noch nicht Dreißigjährigen zu 29 % manchmal einsam, die im mittleren Erwachsenenalter zu 19 % (Lasgaard et al., 2016).

An der Schwelle des Erwachsenenalters besonders einsamkeitsgefährdet ist, wer keine intime Beziehung aufbauen und sich im Erwerbsleben nicht etablieren kann. Während der Pandemie litten zumal junge Frauen unter Einsamkeit, die allein lebten und nur über geringe finanzielle Mittel verfügten, dies in den Wintermonaten mit langen Abenden noch stärker (Hu & Gutman, 2021). Auch Einsamkeit unterliegt saisonalen Veränderungen. Einsamer fühlen sich Menschen an langen Abenden, im Herbst und Winter sowie an Wochenenden (Victor et al., 2015).

Einsam an der Uni

Im jungen Erwachsenenalter beginnen zusehends mehr Männer und Frauen ein Hochschulstudium, in der Bundesrepublik im Jahre 1995 noch 260.000, zwanzig Jahre später mehr als eine halbe Million. Viele Studierende finden schnell neue Freunde. Doch dies gelingt nicht allen. Einsamkeit an der Universität wurde ein expandierendes Forschungsgebiet (Pijpers, 2017). Ein Studienanfänger: „Vielen mag es widersprüchlich erscheinen, sich in einem Gebäude voll von Menschen einsam zu fühlen." Aber es sei seine alltägliche Wirklichkeit. Im großen Vorlesungssaal hunderte Fremde. Besonders einsam habe er sich während einer Prüfung gefühlt, deren Zweck es war, ein Drittel der Kandidat*innen auszuscheiden. „Die wenigen Augenkontakte: du oder ich" (Rokach & Spirling, 2016). „Einsamkeit an der Uni – Millionen von Einzelkämpfern", so in einem Studiblog (Ruester, 2018). 64 % von 2149 amerikanischen Studierenden hatten sich in den letzten zwölf Monaten einsam gefühlt (University of Michigan, 2018). Aus Europa werden zwar geringere Quoten berichtet, aber mit 27 % sind Studierende überdurchschnittlich häufig einsam (Pijpers, 2017). Besonders einsamkeitsgefährdet sind Studierende aus dem Ausland: „Ich verbringe alle Tage allein, und da ich ein internationaler Student bin, habe ich keine Familie hier. Ich bin zu 100 % allein" (Barnett et al., 2019, 24).

Verlaufskurve der Einsamkeit im Erwachsenenalter

Victor und Yang (2012) fanden bei 2393 Brit*innen, die zwischen 15 und 97 Jahre alt waren, einen U-förmigen Verlauf der Einsamkeitskurve mit einem ersten Gipfel im jungen Erwachsenenalter (38 % „gelegentlich/immer") und einem zweiten bei den über 75-Jährigen (42 %). Am seltensten einsam fühlen sich Männer, wenn sie um die 60 und vielfach noch voller Tatendrang sind (20 % „gelegentlich/immer"), Frauen um die 50, wenn die Menopause vorüber und die Fitness noch gut ist (25 %).

4.4   Einsamkeit im höheren Alter

Das 20. Jahrhundert leistete Gewaltiges: Flüge zum Mond, schwindelerregende Datenbanken. Aber eine Leistung dieses Säkulums wird selten gewürdigt, obschon sie so viele Menschen am eigenen Leib betrifft: Dass die Lebenserwartung um durchschnittlich 30 Jahre gestiegen ist und von einem 65-Jährigen gesagt werden kann, er sei viel zu jung verstorben.

Einsamkeit im Alter wird überschätzt

Erhöht die gestiegene Lebenserwartung Einsamkeit? Gemäß einem verbreiteten Stereotyp ja. 61 % von jüngeren Amerikaner*innen sind überzeugt, Einsamkeit sei für die über 65-Jährigen ein großes Problem (Abramson & Silverstein, 2006). Die 35- bis 64-Jährigen sehen dies zu 47 % so, die Senior*innen selber nur zu 13 %. „Personen tendieren dazu, auf ältere Menschen mehr Einsamkeit zu attribuieren als diese selber erfahren" (Dykstra, 2009, 92).

Die umfassendste Studie zur Häufigkeit der Einsamkeit im höheren Alter veröffentlichten Chawla et al. (2021), eine Metaanalyse von 39 Untersuchungen aus 29 Nationen, in die Angaben von 140.000 Personen, alle über sechzig Jahre alt, eingingen. Einsamkeit wurde mit unterschiedlichen Instrumenten gemessen, was auch ein Grund dafür ist, dass die Einsamkeitsquoten variieren. In Nordamerika liegen sie zwischen 19 und 32 %, in Europa zwischen 11 und 56 %. Aber verallgemeinerbar ist: Menschen, die das 75. Lebensjahr überschritten haben, fühlen sich häufiger einsam (32 %) als jene, die zwischen 65 und 75 Jahre alt sind (26 %). Und: Ältere Frauen sind einsamer als Männer, weil sie aufgrund der höheren Lebenserwartung häufiger den Tod des Partners verkraften müssen.

Mehr Alterseinsamkeit in individualistischen Ländern?

Ist Einsamkeit unter älteren Menschen in verschiedenen Nationen gleich häufig? Individualismus, im Norden und in Mitteleuropa stärker ausgeprägt, gehe mit mehr Einsamkeit einher als in Ländern, wo die Großeltern häufiger bei ihren Familien leben, so Portugal und Griechenland. Doch die empirischen Befunde zeigen in die entgegengesetzte Richtung. Gemäß Eurobarometer fühlen sich weniger als 5 % der Dän*innen häufig allein; in Finnland, Deutschland und den Niederlanden sind es zwischen 5 und 9 %; in Italien, Griechenland, Portugal – stärker kollektivistische Länder – mit 15–20 % deutlich mehr (Dykstra, 2009, 93). Erklärt werden diese kontraintuitiven Ergebnisse damit, dass es in individualistischen Ländern üblicher ist, allein zu leben. Der Vereinsamungseffekt von allein wohnen ist dort am stärksten, wo weniger Menschen als Singles leben, was auf die mediterranen Länder zutrifft (Jylhä & Jokela, 1990). „In stärker kollektivistischen Kulturen sind die Erwartungen an Gemeinschaft höher als in eher individualistischen Kulturen" (Dykstra, 2009, 95). Abweichungen von Gemeinschaftsstandards werden stärker empfunden und erhöhen Einsamkeit.

Einsamkeit in den Alters- und Pflegeheimen

In den Industrienationen leben mehr als 5 % der älteren Mitbürger*innen in Alters- oder Pflegeheimen. Sind sie dort weniger einsam? Im Gegenteil! (Chawla et al., 2021). Dies mag kontraintuitiv erscheinen, weil in den Heimen gemeinsam gegessen wird, Karten gespielt und rund um die Uhr Personal angesprochen werden kann. Gardiner et al. (2020) sichteten 13 Studien aus mehreren Ländern, in die Angaben von 5115 Personen eingingen. Die Quoten der mäßig Einsamen liegen zwischen 31 und 100 %, die der tief Einsamen zwischen 9 und 81 %, wobei sich 35 % als Mittelwert herausstellte. Diese extrem unterschiedlichen Quoten werden auf unterschiedliche Messmethoden zurückgeführt, aber auch darauf, dass Heime bezüglich ihrer sozialen Qualität erheblich differieren.

Warum so viel Einsamkeit in den Heimen? Personen kommen oft erst dann hierher, nachdem sie schwere Verluste hinnehmen mussten, speziell den Tod des Partners. Oder wenn die Gebrechen weit vorangeschritten sind. Buckley und McCarthy (2009) interviewten zehn Bewohnerinnen eines Altersheimes über ihre Sozialkontakte. Keine einzige hatte eine wirkliche Freundschaft geschlossen, die Beziehungen wurden als oberflächlich erlebt: „Man redet über das Wetter und das Essen, das war's." Als belastend empfunden wurden Mitbewohner*innen, bei denen Demenz weit vorangeschritten war, was die Furcht schürte, selber auch in diese das bisherige Leben vernichtende Einsamkeit ohne Wiederkehr hineingezogen zu werden. Obschon es in diesen Gebäuden von Menschen wimmelte, entstand in vielen das Gefühl einer lähmenden Isolation: „Ich fühle mich von der Welt abgeschnitten" (ebd. 393).

Wie erleben ältere Menschen Einsamkeit?

Neves et al. (2019) befragten einfühlsam 22 Bewohner*innen von Pflegeheimen. Mehrheitlich deuteten sie Einsamkeit als die bittere Folge von Partnerverlust. Der 92-jährige Bill: „Meine Frau starb. Wir waren 65 Jahre glücklich verheiratet und zogen hierher, und jetzt ist sie nicht mehr da" (ebd. 78). Eine 79-jährige Witwe: „Alle Freunde sind so alt geworden, viele schon tot" (ebd. 79). Einsamkeit sei auch Folge des eigenen Alterns: Rückgang der Mobilität, Abnahme der Sehkraft, des Gehörvermögens, lethargische Inaktivität. Einige erklärten ihre Einsamkeit als verursacht durch eigenes Fehlverhalten: „Ich habe mich einfach zu wenig um Freunde bemüht." Und wieder andere halten Einsamkeit für eine Krankheit. Ein 85-Jähriger: „Einsamkeit ist das schlimmste blutige Gefühl" (ebd. 79).

Hohes Alter und Sterben

Ab dem 80. Lebensjahr nimmt Einsamkeit enorm zu (Dykstra et al., 2005). Menschen, schon über neunzig Jahre alt, fühlen sich zu 50 % fast immer allein (Holmen et al., 1994).

Abschließend ist jene Einsamkeit nicht zu verschweigen, der wir alle unentrinnbar entgegengehen: die Einsamkeit im Sterben. Ältere Menschen, wenn häufig einsam, fürchten sich stärker vor dem Tod (Guner et al., 2021). Während der Pandemie nahm bei Betagten nicht nur Einsamkeit zu, sondern auch Angst vor dem Tod, zumal bei Singles (Delam & Izanloo, 2020).

Mehrheitlich (80 %) wünschen sich Menschen, bei ihren Lieben zu sterben (Csef, 2018, 2). Aber faktisch sterben nur 20 % im Kreis der Familie, die anderen in Krankenhäusern, Alten- und Pflegeheimen, viele mutterseelenallein. Der renommierte Soziologe Norbert Elias (1982), in seinem Klassiker *Die Einsamkeit der Sterbenden in unseren Tagen*, stellte dieses Sterbeort-Paradox in den Kontext einer Gesellschaft, die den Tod tabuisiert.

Einsame Trauer

Wenn eine Hälfte des Ehebetts leer bleibt, beginnt die Trauer. Vedder et al. (2022) sichteten 50 Studien, in die Angaben von 16.558 Personen eingingen, die ihre/n Partner/in verloren hatten. Übereinstimmend wird belegt, dass Einsamkeit die schmerzhafteste Folge von Partnerverlust ist, im Falle eines unerwarteten Todes noch stärker als dann, wenn dieser abzusehen war, und erst nach längerer Zeit abflauend, oft erst nach Jahren, kaum vor 12 Monaten (Utz et al., 2013). Fried et al. (2015, 262): „Einsamkeit spielt die Schlüsselrolle. Die Trauer mündet in Einsamkeit, welche ihrerseits depressive Symptome hervorruft und verstärkt."

Einsamkeit zieht aber weit mehr Beeinträchtigungen nach sich als „nur" Depressionen, was im nächsten Kapitel ausgeführt wird.

Literatur

Abramson, A., & Silverstein, M. (2006). *Images of aging in America 2004*. The University of California. https://assets.aarp.org/rgcenter/general/images_aging.pdf.

Achterberg, L., et al. (2020). The experience of loneliness among young people with depression: A qualitative metasynthesis of the literature. *BMC Psychiatry, 20*(415), 1–23.

Bayat, N., et al. (2021). Contextual correlates of loneliness in adolescents. *Children and Youth Services Review, 127*(106083), 1–6.

Barnett, J., et al. (2019). Coping with loneliness at university: A qualitative interview study with students in the UK. *Mental Health & Prevention, 13,* 21–30.

Berguno, G., et al. (2004). Children's experience of loneliness at school and its relation to bulling and the quality of teacher interventions. *The Qualitative Report, 9,* 483–499.

Berlin, L. J., et al. (1995). Loneliness in young children and infant-mother attachment. *Merrill-Palmer Quarterly, 41,* 91–103.

Buckley, C., & McCarthy, G. (2009). An exploration of social connectedness as perceived by older adults in a long-term care setting in Ireland. *Geriatric Nursing, 30,* 390–396.

Cassidy, J., & Asher, S. (1992). Loneliness and peer relations in young children. *Child Development, 63,* 350–365.

Chawla, K., et al. (2021). Prevalence of loneliness amongst older people in high-income countries: A systematic review and meta-analysis. PLOS ONE https://journals.plos.org/plosone/article?id=10.1371/journal.pone.0255088.

Coplan, R. J., et al. (2007). Gender differences in the behavioral associates of loneliness and social dissatisfaction in kindergarten. *Journal of Child Psychology and Psychiatry, 48,* 988–995.

Csef, H. (2018). Die Einsamkeit der Sterbenden. *Internationale Zeitschrift für Philosophie und Psychosomatik, Ausgabe, 2,* 1–10.

Delam, H., & Izanloo, S. (2020). Increased death anxiety in the elderly during coronavirus disease 2019 (COVID-19) pandemic. *Journal of Health Sciences & Surveillance System, 8,* 185–186.

Dykstra, P. (2009). Older adult loneliness: Myths and realities. *European Journal of Ageing, 6,* 91–100.

Dykstra, P., et al. (2005). Changes in older adult loneliness: Results from a seven-year longitudinal study. *Research on Aging, 27,* 725–747.

Elias, N. (1982). *Über die Einsamkeit der Sterbenden in unseren Tagen.* Suhrkamp.

Fried, E. I., et al. (2015). From loss to loneliness: The relationship between bereavement and depressive symptoms. *Journal of Abnormal Psychology, 124,* 256–265.

Galanaki, E. (2004). Are children able to distinguish among the concepts of aloneness, loneliness, and solitude? *International Journal of Behavioral Development, 28,* 435–443.

Galanaki, E. (2008). Children's perceptions of loneliness. *Hellenic Journal of Psychology, 5,* 258–280.

Gardiner, C., et al. (2020). What is the prevalence of loneliness amongst older people living in residential and nursing care homes? A systematic review and meta-analysis. *Age and Ageing, 49,* 748–757.

Guner, T. A., et al. (2021). The effect of loneliness on death anxiety in the elderly during the COVID-19 pandemic. *Omega – Journal of Death and Dying, 87*(1), 262–282.

Heinrich, L., & Gullone, E. (2006). The clinical significance of loneliness: A literature review. *Clinical Psychology Review, 26,* 695–718.

Hemberg, J., et al. (2021). Loneliness – two sides of the story: Adolescents' lived experiences. *International Journal of Adolescence and Youth, 26,* 41–56.

Holmen, K., et al. (1994). Loneliness and living conditions of the oldest old. *Scandinavian Journal of Social Medicine, 22,* 15–19.

Houghton, S., et al. (2013). Conceptualizing loneliness in adolescents: Development and validation of a self-report instrument. *Child Psychiatry and Human Development, 45,* 1–13.

Hu, Y., & Gutman, L. M. (2021). The trajectory of loneliness in UK young adults during the summer to winter months of COVID-19. *Psychiatry Research, 303*(114064), 1–5.

Hymel, S., et al. (1999). Loneliness through the eyes of children. In K. J. Rotenberg & S. Hymel (Hrsg.), *Loneliness in childhood and adolescence* (S. 80–106). University Press.

Jylhä, M., & Jokela, J. (1990). Individual experiences as cultural: A crosscultural study on loneliness among the elderly. *Ageing and Society, 10,* 295–315.

Larsen, L., et al. (2021). The impact of school closure and social isolation on children in vulnerable families during COVID-19: A focus on children's reactions. *European Child and Adolescent Psychiatry, 31,* 1231–1241.

Lasgaard, M., et al. (2016). „Where are all the lonely people?" A population-based study of high-risk groups across the life span. *Social Psychiatry and Psychiatric Epidemiology, 51,* 1373–1384.

Laursen, B., & Hartl, A. C. (2013). Understanding loneliness during adolescence: Developmental changes that increase the risk of perceived social isolation. *Journal of Adolescence, 36,* 1261–1268.

Lin, W. H., & Chiao, C. (2020). Adverse adolescence experiences, feeling lonely across the life stages and loneliness in adulthood. *International Journal of Clinical and Healthy Psychology, 20,* 243–252.

Loaedes, M. E., et al. (2020). Rapid systematic review: The impact of social isolation and loneliness on the mental health of children and adolescents in the context of COVID-19. *Journal oft he American Academy of Child & Adolescent Psychiatry, 59,* 1218–1239.

Mahler, M. (1999). *Die psychische Geburt des Menschen. Symbiose und Individuation.* Fischer.

Neves, B., et al. (2019). „It's the worst bloody feeling in the world": Experiences of loneliness and social isolation among older people living in care homes. *Journal of Aging Studies, 49,* 74–84.

Pijpers, J. (2017). *Loneliness among students in higher education: Influencing factors – a quantitative cross-sectional survey research.* Research Report: University of Amsterdam.

Qualter, P., et al. (2010). Childhood loneliness as a predictor of adolescent depressive symptoms: An 8-year longitudinal study. *European Child and Adolescent Psychiatry, 19,* 493–501.

Qualter, P., et al. (2015). Loneliness across the life span. *Perspectives on Psychological Science, 10,* 250–264.

Rockach, A. (2016). Teachers, students & loneliness in schools. In A. Rockach (Hrsg.), *Correlates of loneliness* (S. 50–63). Bentham Science Publishers.

Rokach, A., & Spirling, S. (2016). Feeling inadequate and alone: The effects of university induced loneliness. In: A. Rokach (Hrsg.), *The correlates of loneliness* (S. 108–127). Bentham Science Publishers.

Rotenberg, K. J. (1999). Childhood and adolescent loneliness: An introduction. In K. J. Rotenberg & S. Hymel (Hrsg.), *Loneliness in childhood and adolescence* (S. 3–8). Cambridge University Press.

Ruester, R. (2018). Einsamkeit an der Uni – Millionen von Einzelkämpfern. https://studiblog.net/einsamkeit-uni-erstsemestler/.

Schinka, K. C., et al. (2013). Psychosocial predictors and outcomes of loneliness trajectories from childhood to early adolescence. *Journal of Adolescence, 36,* 1251–1260.

Siva, N. (2020). Loneliness in children and young people in the UK. *www.thelancet.com/child-adolescent, 4,* 567–568.

Soest, T., et al. (2020). The development of loneliness through adolescence and young adulthood: Its nature, correlates, and midlife outcomes. *Developmental Psychology, 56,* 1919–1934.

Stickley, A., et al. (2016): Loneliness and its association with psychological and somatic health problems among Czech, Russian and U.S. adolescents. *BMC Psychiatry, 16*(128), 1–12.

Stoeckli, G. (2010). The role of individual and social factors in classroom loneliness. *The Journal of Educational Research, 103,* 28–39.

University of Michigan. (2018). Results of the national college health assessment. https://uhs.umich.edu/files/uhs/NCHA-2018-web.pdf.

Utz, R. L., et al. (2013). Feeling lonely versus being alone: Loneliness and social support among recently bereaved persons. *Journals of Gerontology, Series B: Psychological Sciences and Social Sciences, 69,* 85–94.

Van Roekel, E., et al. (2015). Loneliness in the daily lives of adolescents: An experience sampling study examining the effects of social contexts. *Journal of Early Adolescence, 35,* 905–930.

Vedder, A., et al. (2022). A systematic review of loneliness in bereavement: Current research and future directions. *Current Opinion in Psychology, 43,* 48–64.

Victor, C., & Yang, K. (2012). The prevalence of loneliness among adults: A case study of the United Kingdom. *The Journal of Psychology, 146,* 85–104.

Victor, C., et al. (2015): Dancing with loneliness in later life: A pilot study mapping seasonal variations. *The Open Psychology Journal, 8*(Suppl 2-M7), 97–104.

Weiss, R. (1973). *Loneliness: The experience of emotional and social isolation.* MIT Press.

5

Einsamkeit schädigt Gesundheit

In diesem Kapitel entdecken Sie, dass schwere Einsamkeit auch körperlich schmerzt und wie sehr sie der Gesundheit schadet: Schwächeres Immunsystem, schwächeres kardiovaskuläres System, längere Infekte, kürzere Lebensdauer. Auch erfahren Sie, warum Einsamkeit dem Organismus schadet und wie sie sich auf die psychische Gesundheit auswirkt: Depressionen, Demenzerkrankungen, Ängstlichkeit.

Rockach (2019, 58) sammelte hunderte Beschreibungen, wie sich Einsamkeit anfühlt: „Ich spürte intensiven Schmerz … . Ich fühlte mich hohl … Mir war, als würde das Herz brechen." Wenn Menschen über längere Zeit solche Pein erleiden, ist verständlich, dass ihre Gesundheit Schaden leidet, die seelische wie, davon nicht trennbar, die körperliche. Die gesundheitsschädigenden Effekte von Einsamkeit sind intensiv untersucht (Überblick: Quadt et al., 2020).

Es wäre zu simpel, Einsamkeit monokausal auf Erkrankungen zu beziehen, wie dies bei Spitzer (2018, 143) anklingt: „Einsamkeit macht krank." Wer sich nach fünf Treppenstufen an die schmerzende Brust greift, geht nicht mehr tanzen. Einsamkeit und Erkrankungen können sich gegenseitige verstärken. Forschungsmäßig stellt sich das „Ursache-Wirkungsdilemma" ein (Singer, 2018, 5). Am aussagekräftigsten sind Längsschnittstudien, die bevorzugt referiert werden.

A. A. Bucher, *Einsamkeit – Qual und Segen*, https://doi.org/10.1007/978-3-662-67022-4_5

5.1   Einsamkeit und körperliche Erkrankungen

5.1.1   Einsamkeit schmerzt auch körperlich

Was geschieht in uns, wenn wir uns einsam fühlen? Berührend ist ein Bekenntnis des irischen Popmusikers Bob Geldof, nachdem eine 19 Jahre dauernde Beziehung zerbrochen war: „Allein schon der körperliche Schmerz war schrecklich. Zuvor meinte ich stets, die Rede von einem gebrochenen Herzen sei nur metaphorisch. Aber es fühlte sich an, als hätte ich eine wirkliche Herzattacke" (MacDonald & Leary, 2005, 202).

Sozialer Schmerz wird oft mit Worten ausgedrückt, die auch für körperliche Qualen verwendet werden: „Gebrochenes Herz", „verletzt", „seelisch vernarbt". Soziale Zurückweisung kann als „Hieb ins Gesicht" empfunden werden. Dies ist in den meisten Sprachen der Fall. Die Tibeter bezeichnen sozialen Schmerz als „Schlag aufs Herz" (MacDonald & Leary, 2005, 206).

Einsamkeit aktiviert das Schmerzzentrum im Gehirn
Empirisch zu erheben, was in unseren Gehirnen geschieht, wenn wir einsam werden, ist nicht leicht. Präzise neuropsychologische Analysen erfordern einen Magnetresonanztomografen, in dem es schon für eine Person eng ist und keine soziale Situation inszeniert werden kann. Eisenberger et al. (2003) kamen auf die geniale Idee, ihren Versuchspersonen, die in der Röhre lagen, über einen Bildschirm zwei fiktive Spielpartner anzubieten. Den Teilnehmenden wurde gesagt, die Forscher würden sich dafür interessieren, was im Gehirn geschieht, wenn Menschen Bälle fangen oder werfen. Nachdem sich alle drei Personen Bälle zugeworfen hatten, schlossen die fiktiven Spieler die Versuchsperson aus, indem sie nur noch zu zweit spielten, was als massive Ablehnung erlebt wurde.

Welche Gehirnaktivitäten ließen sich nach diesem Ausschluss nachweisen? Signifikant mehr Tätigkeit im anterioren zingulären Kortex, der dafür zuständig ist, das Gehirn in Alarm zu versetzen, wenn der Körper Schmerzen meldet. Solche lassen sich in zwei Komponenten unterteilen: sensorisch (Körperstelle, Intensität), und affektiv: dadurch ausgelöste Gefühle. Sozialer Schmerz ist zwar affektiv (Eisenberger, 2011, 588). Aber es macht keinen Unterschied, ob jemand eine heiße Herdplatte berührt oder in die Einsamkeit getrieben wird.

Evolutionäre Ursachen

Zu erklären ist dies evolutionär: Für unsere Vorfahren war es eine extreme Bedrohung, ausgeschlossen zu werden. Dies endete tödlich, sei es vor Hunger, sei es durch ein Raubtier, das von einer Gruppe effizienter abgewehrt werden kann. In der Evolution habe sich der Mechanismus des sozial verursachten Schmerzes auf das physiologische Schmerzempfinden aufgepfropft, weil sozialer Ausschluss gleichermaßen bedrohlich ist wie körperliche Verletzungen (MacDonald & Leary, 2005, 203 f.). Hinzu kommt, dass die meisten Menschen in den ersten Lebensjahren erfuhren, wie sich körperliches Unbehagen verringert, wenn soziale Nähe hergestellt wurde. Ein Säugling leidet Hunger und wird an die Brust gelegt. Auf diese Weise lernen Kleinkinder, dass Schmerzen durch enge Kontakte gelindert werden und „Isolation und körperliche Pein miteinander einhergehen" (MacDonald & Leary, 2005, 204). Wenn wir in eine Gemeinschaft aufgenommen werden, können wir uns auch ohne Körperkontakt „berührt" vorkommen.

Auch an den Opioiden wird ersichtlich, dass sich soziale Pein mit körperlichem Schmerz überlappt. Opioide lindern physische Schmerzen und bewirken, dass sozialer Ausschluss als weniger stressreich erlebt wird. Warnick et al. (2005) verabreichten Küken geringe Dosen von Morphin und trennten sie von ihren Müttern. Sie piepsten weniger und leiser als jene Tiere, die keine Substanzen erhielten – ein Indiz für geringeren Stress. Etliche Menschen nehmen Opiate ein, weil sie sich einsam fühlen. Wenn ihnen diese entzogen werden, bereitet dies körperliche Schmerzen und steigert Einsamkeit.

Schmerzmittel mindern Einsamkeit

Auch an den Wirkungen von Schmerzmitteln zeigt sich die Überlappung von physischem und sozialem Schmerz. De Wall et al. (2010) verabreichten 62 Freiwilligen drei Wochen lang Acetaminophen und ließen sie jeden Abend beurteilen, wie andere mit ihnen umgegangen waren. Sie artikulierten weniger soziale Zurückweisung als eine Placebo-Kontrollgruppe. Die Magnetresonanztomografie zeigte geringere Aktivität im anterioren zingulären Kortex sowie in der Inselrinde, die auch für die Bewertung von Schmerzen zuständig ist.

Einsamkeit schmerzt körperlich. Verständlich, dass sie dem Körper nachhaltig schaden kann.

5.1.2 Einsamkeit: Mehr Herzerkrankungen und Schlaganfälle

Isolierte Tiere erkranken

Leben ist nur möglich in Beziehung. Schon im Tierreich. Fruchtfliegen, wenn sozial isoliert, haben eine kürzere Lebenserwartung (Ruan & Wu, 2008). Ferkel, von ihren Muttertieren weggenommen, hatten mehr vom Stresshormon Cortisol in ihrem Blut und weniger Lymphozyten, was sie anfälliger für Infekte macht (Tuchscherer et al., 2006). Ein tierethisch kontroverses Experiment führten Karelina et al. (2010) durch. Mäuse, denen eine Gehirnblutung zugefügt worden war, überlebten dies, wenn sie sozial isoliert waren, zu 40 %, aber zu 100 %, wenn sie sich neben ihresgleichen erholen konnten.

Einsamkeit erhöht den Blutdruck

Wenn soziale Isolation schon bei Fruchtfliegen verheerende Effekte zeigt, wie sehr dann bei jenen Wesen, die Aristoteles als „sozial" bezeichnete, bei Menschen. Niemanden haben und nirgends dazugehören, ist Stress, der den Druck in den Blutgefäßen erhöht. Hawkley et al. (2006) maßen bei 229 Amerikaner*innen zum einen Blutdruck, Herzfrequenz, Cortisol; zum anderen psychologische Variablen: Einsamkeit, Depressivität, Stress und feindselige Regungen gegenüber anderen, wie sie in der Einsamkeit öfters auftreten. Die vier Befindlichkeiten hängen positiv miteinander zusammen. Das zentrale Ergebnis ist jedoch: Menschen, wenn häufig einsam, haben einen um 10–30 mmHg höheren Blutdruck. Dieser Zusammenhang besteht unabhängig davon, ob die Personen rauchen oder nicht, keinen oder viel Alkohol trinken, schlank oder übergewichtig sind. In einer Längsschnittstudie bestätigten dies Hawkley et al. (2010) über einen Zeitraum von fünf Jahren.

Einsamkeit schädigt kardiovaskulär

Wenn Einsamkeit in den Blutgefäßen Stress auslöst, ist wenig verwunderlich, dass Einsame wahrscheinlicher kardiovaskulär erkranken, weil ein um 20 mmHg erhöhter Blutdruck das Infarktrisiko verdoppelt. Gafarov et al. (2013) untersuchten, 16 Jahre lang, 870 Frauen. Von den 35 Arbeiterinnen, die in diesem Zeitraum einen Schlaganfall erlitten, waren vier Fünftel oft einsam, deutlich mehr als in der Gesamtstichprobe (50 %). Einsamkeit kann schon in jungen Jahren die kardiovaskuläre Gesundheit zu schädigen beginnen. Caspi et al. (2006) untersuchten Männer und Frauen und verglichen diejenigen, die als Kinder häufig einsam waren, mit jenen, es nicht waren. Erstere waren zwar (noch) nicht herzkrank. Aber sie hatten ein stärkeres Risiko dafür: höherer Blutdruck, einen Body-Mass-Index über 30 und mehr Cholesterin. Valtorta et al. (2016) sichteten 16 Studien mit 4628 Herzpatient*innen und 3002 Männern und Frauen mit einem Schlaganfall. Schwache soziale Einbindung erhöht das Risiko, am Herzen zu erkranken, um 29 %. Die Wahrscheinlichkeit eines Schlaganfalls steigt um 32 %. Allerdings ist Einsamkeit nicht monokausal für kardiovaskuläre Erkrankungen, weil letztere Einsamkeit auch steigern können, wenn die Mobilität eingeschränkt wird.

5.1.3 Einsamkeit erhöht die Mortalität

Spitzer (2018, 163) bringt ein Balkendiagramm, das die Erhöhung der Sterbewahrscheinlichkeit aufgrund verschiedener Faktoren visualisiert. Am geringsten ist diese bei Luftverschmutzung (0,05), gefolgt von Bluthochdruck (0,14) und Übergewicht (0,2). Am höchsten sei Mortalität wegen „Einsamkeit" (0,63), höher als die von starkem Rauchen (0,5). Spitzer bezieht sich auf die Metaanalyse von Holt-Lunstad et al. (2010): 148 Studien mit 308.849 Teilnehmenden. Personen in tragfähigen sozialen Netzen hatten eine um 50 % geringere Sterbewahrscheinlichkeit. „Die Stärke dieses Effekts ist vergleichbar damit, das Rauchen einzustellen, und sie übersteigt zahlreiche bekannte Risikofaktoren für erhöhte Mortalität wie Übergewicht und körperliche Untätigkeit" (Holt-Lunstad et al., 2010, 14). Fünf Jahre später legten Holt-Lunstad et al. (2015) mit einer noch gewaltigeren Metaanalyse nach. Sie sichteten 70 Studien mit Angaben, die mehr als 3,4 Mio. Personen, durchschnittlich 66 Jahre alt, über einen Zeitraum von sieben Jahren gemacht hatten. Menschen, öfters unter Einsamkeit leidend, hatten ein um 26 % erhöhtes Risiko, frühzeitig zu sterben.

Ist die Mortalität aufgrund von Einsamkeit bei Frauen größer als bei Männern? Letztere müssen zwar seltener verkraften, am Grab ihrer Frauen zu stehen. Aber zahlreiche Studien zeigten: Ältere Männer leiden stärker unter Einsamkeit und geraten in dieser leichter in eine Depression (Zebhauser et al., 2014). Auch rauchen einsame Männer häufiger, trinken mehr Alkohol und sind anfälliger für Entzündungen (Stickley et al., 2013).

5.1.4   Warum Einsamkeit schädigt: Stress, schlechter Schlaf, ungesunder Lebensstil

Zu erklären sind die schädigenden Folgen von Einsamkeit mit mindestens drei Faktoren:

1. Sie ist physiologisch nachweisbarer Stress.
2. Sie verringert die Schlafqualität.
3. Sie begünstigt gesundheitsschädigendes Verhalten.

Einsamkeit ist Stress

Langanhaltende Einsamkeit aktiviert die Stressachse zwischen dem Gehirn und der Nebennierenrinde (Zilioli & Jiang, 2021). Der Hypothalamus schüttet mehr Corticotropin aus, was die Tätigkeit der Hypophyse verstärkt und Adrencorticotropin freisetzt, das über die Blutbahn in die Nebennierenrinde gelangt, wodurch mehr Cortisol ausgeschüttet wird. Steptoe et al. (2004) ließen ihre 240 Versuchspersonen umfangreiche Fragebögen bearbeiten: die UCLA-Skala, Instrumente für Wohlbefinden, Selbstwert, Hoffnungslosigkeit, soziale Netzwerke. Gemessen wurden auch Blutdruck, Cortisol, Fibrinogen etc. Sodann baten sie sie, am PC Aufgaben zu lösen, die so gestaltet waren, dass sie diese in Stress brachten. Versuchsteilnehmer*innen, häufig unter Einsamkeit leidend, reagierten auf den Stress empfindlicher. Sie fühlten sich nicht nur weniger wert und hilfloser, sondern hatten auch mehr Fibrinogen in ihrem Blut, was anfälliger macht für Infarkt und Schlaganfall. Auch war der Blutdruck höher. Einsamkeit, auch wenn sie oft mit Passivität einhergeht, ist wirklicher Stress und löst gleiche physiologische Reaktionen aus wie akute körperliche Bedrohungen (Doane & Adam, 2010).

Einsamkeit schwächt das Immunsystem

Pressman et al. (2005) führten eine raffinierte Studie durch, indem sie bei 83 Freiwilligen Einsamkeit erhoben. Anschließend impften sie diese gegen die Grippe und überprüften nach vier Wochen sowie vier Monaten, wie viele Antikörper sich gebildet hatten. Wer sich kaum einsam fühlte, hatte, bei beiden Messzeitpunkten, am meisten Antikörper, jene mit mittelmäßiger Einsamkeit deutlich weniger, und am allerwenigsten die chronisch Einsamen. Balkter et al. (2019) spritzten ihren freiwilligen Versuchsteilnehmer*innen teils eine milde Dosis von Polysacharid-Impfstoff, teils eine Kochsalzlösung. In der Experimentalgruppe wurde, wenn Personen öfters einsam waren, mehr Interleukin-6 gemessen, ein Indiz für ein angeschlagenes Immunsystem.

Langfristig begünstigt ein geschwächtes Immunsystem das Ausbrechen lebensbedrohlicher Krankheiten. In einer 20 Jahre umfassenden Längsschnittstudie mit 2570 Finn*innen fanden Kraav et al. (2021) heraus, dass Einsamkeit mit deutlich häufigeren Karzinomerkrankungen einhergeht. Allerdings gilt auch das Umgekehrte: Nach einer Krebsdiagnose nimmt Einsamkeit zu und kann existenziell werden, wenn bedacht wird, wie der Körper zerfressen wird, dies selbst dann, wenn einfühlsame Menschen zugegen sind (Deckx et al., 2014).

Einsamkeit stört den Schlaf
Auch Schlafstörungen gelten als Ursache für die gesundheitsschädigenden Effekte von Einsamkeit. Diese wurden ein globales Problem. 30 % der Europäer*innen wälzen sich mehrmals die Woche in den Kissen oder wachen verfrüht auf, in den USA 56 % (Léger et al., 2008). Schlafstörungen, mit steigendem Alter häufiger, vermindern die Leistungsfähigkeit, erzeugen tagsüber bleierne Mattigkeit, machen licht- und lärmempfindlicher, stimmen gereizt. Die erste Studie zu Einsamkeit und Schlafqualität führten Cacioppo et al. (2002) in einem Schlaflabor mit 54 Personen durch, von denen 16 als einsam diagnostiziert wurden, 17 als mittelmäßig, 21 als gar nicht. Alle drei Gruppen schliefen zwar gleich lang, durchschnittlich 350 min. Aber die Einsamen brauchten länger zum Einschlafen (39 min), die nicht Einsamen 14 min. Auch wachten sie häufiger wieder auf und lagen länger wach. Schlafprobleme können Einsamkeit verstärken, wenn tagsüber weniger Energie für soziale Aktivitäten vorhanden ist. Zu gleichen Ergebnissen gelangten an einer viel größeren Stichprobe (N = 11.696) Peng et al. (2021).

Fehlender Schlaf bewirkt, dass Menschen zu sozialer Vermeidung neigen. Simon und Walker (2018) untersuchten zwei Gruppen von Studierenden: Eine, die in der letzten Nacht ausreichend und gut geschlafen hatte, und eine, deren Schlaf kurz und gestört war. In Sozialspielen verhielt sich die zweite Gruppe distanzierter, wohingegen die erste Gruppe buchstäblich entgegenkommend war. Einsamkeit verschlechtert den Schlaf auch bei jungen Menschen. Matthews et al. (2017) untersuchten 3232 Zwillinge, die 1994 geboren wurden. Wer bei der UCLA-Skala höhere Werte hatte, schlief schlechter und wachte häufiger auf. Insbesondere galt dies für jene, die in ihrer Kindheit misshandelt worden und deswegen tief misstrauisch waren, selbst im Schlaf: „Schlafen mit einem offenen Auge", so im Aufsatztitel.

Und: „Verminderte Schlafqualität ist einer der Wege, auf denen Einsamkeit unter die Haut geht" (Matthews et al., 2017, 2148).

Einsame leben weniger gesund
Dies ist eine weitere Ursache für den gesundheitsschädigenden Effekt von Einsamkeit. Einsame gehen seltener Aktivitäten wie Wandern, Radfahren oder Gartenarbeit nach (Hawkley et al., 2009). Körperliche Betätigung, die eine Lustquelle sein kann, wird zu zweit oder in einer Gruppe eher ausgeübt. Dafür verhalten sich Einsame häufiger gesundheitsschädlich. Sie rauchen häufiger und sind weniger überzeugt, es täte ihrer Gesundheit gut, wenn sie versuchen würden, durch Sport abzunehmen (Lauder et al., 2006). Auch der Konsum von Marihuana steigt, wenn Menschen einsam sind (Gutkind et al., 2022).

In der Pandemie verstärkten sich diese Zusammenhänge. McCallum et al. (2021) befragten 1217 Australier*innen. 52 % räumten ein, sie seien während den Lockdowns körperlich weniger aktiv gewesen, 39 % schliefen schlechter, jede/r dritte gab zu, sich ungesünder ernährt zu haben, jede/r sechste habe mehr Alkohol getrunken und geraucht. Im Vergleich zu einer Befragung vor COVID-19 wurde ein deutlich höheres Ausmaß an Einsamkeit festgestellt.

Einsamkeit verleitet zur Flasche
Die Relation zwischen Einsamkeit und Alkoholkonsum verdient eine differenziertere Erörterung. Oft zitiert wird der Literaturbericht von Akerlind und Hornquist (1992), gemäß dem Einsamkeit und Alkoholprobleme eng verbunden seien. Häufige Trinker fühlten sich einsamer, hätten eine negative Wahrnehmung von sich selbst und seien generell unzufrieden. Einsamkeit sei ursächlich für Alkohol- und Substanzmissbrauch und werde zugleich durch die Sucht verstärkt – ein Teufelskreis. Dies bestätigten Arpin et al. (2015), die 49 Erwachsene motivierten, einen Monat lang alle zwei Stunden einzutippen, was sie taten und wie sie sich fühlten. Männer und Frauen, wenn sie die Einsamkeit wachsen fühlten, tranken mehr und gerieten in „traurige Passivität", die dazu veranlasste, wieder zur Flasche zu greifen. Auch Studien im Kontext von COVID-19 belegen: Einsamkeit verleitet dazu, mehr zu trinken oder Marihuana zu rauchen. Je länger die Ausgangsbeschränkungen andauerten, desto höher die Werte eines Tests für Alkoholkonsumstörungen (Killgore et al., 2021). Dies zumal dann, wenn die Befragten jünger waren, männlich, ins Homeoffice mussten oder in berufliche Schwierigkeiten gerieten.

Aber ebenso zutreffend ist, dass auch sehr Gesellige häufig gerne das Glas erheben, nicht allein, sondern im Pub, am Stammtisch. Canham et al. (2016) befragten 2004 50-Jährige zu ihren Trinkgewohnheiten und zu ihrer psychischen Befindlichkeit. Wer sich als selten einsam einschätzte, trank mehr Alkohol: Siebenmal die Woche 44 %, die oft Einsamen 27 %. Alkohol löst die Zunge und macht taktile Berührungen wahrscheinlicher.

> Einsamkeit schädigt die Gesundheit,
>
> - weil sie Stress ist und gleiche physiologische Störungen auslöst wie akute Bedrohungen;
> - weil sie die Qualität des Schlafes mindert, der für unsere Regeneration unabdingbar ist;
> - weil sie davon abhalten kann, gesund zu leben;
> - weil sie dazu verleiten kann, mehr Drogen zu konsumieren, von denen erwartet wird; Einsamkeit zu lindern, was kurzfristig zutrifft, aber langfristig das Gegenteil bewirkt.

Da der Mensch eine psychosomatische Einheit ist, versteht sich, dass Einsamkeit auch das psychische Wohlbefinden schwer beeinträchtigen kann.

5.2 Einsamkeit und psychische Erkrankungen

5.2.1 Einsamkeit erzeugt Depressionen und Suizidalität

Wenig ist quälender, als verfrüht aufzuwachen, mit trockenem Mund, gepeinigt von Gedanken wie dem, sich in den Strick oder vor einen Zug zu stürzen, und so schwach, dass selbst das Drücken auf die Zahnpastatube ein Kraftakt wird. Depression ist eine der häufigsten affektiven Störungen, an der um die 4 Mio. Bundesdeutsche dergestalt leiden, dass sie behandelt werden müssen oder müssten (Möller et al., 2001, 77).

Einsamkeit ist nicht Depression
Auch Einsamkeit kann ein grässliches Gefühl sein. Die Stille wird immer lauter, die Zeit erstarrt, was auch in der Depression geschieht (Mundt et al., 1998). Verständlich, dass Depression und Einsamkeit auch für das Gleiche gehalten wurden und ein häufig eingesetztes Diagnoseinstrument für Depression die Aussage „Ich fühle mich einsam" enthält (Cacioppo & Patrick, 2011, 105). Auch wenn beide Zustände ähnlich erlitten werden,

besteht ein tiefgreifender Unterschied. Einsamkeit erzeugt das Bedürfnis nach Anschluss und ist sozialer Hunger. Wenn Menschen isoliert werden, aktiviert dies gleiche Hirnregionen wie akute Hungergefühle nach mehrtägigem Nahrungsentzug (Tomova et al., 2020). Einsamkeit bewirkt, dass die Mitwelt besonders aufmerksam wahrgenommen wird (Meng et al., 2020). Depressive hingegen ziehen sich zurück und verschließen sich in ihrem Seelendunkel.

Einsamkeit kann in Depression führen

Zwischen Einsamkeit und Depressionen bestehen Zusammenhänge (Erzen & Cikrikci, 2018), die aber nichts über Kausalität aussagen: Stürzt Einsamkeit in die Seelenfinsternis? Oder führt Depression in die Einsamkeit? Dies lässt sich nur mit Längsschnittstudien klären. Eine der ersten führten Green et al. (1992) durch, indem sie 1486 ältere Schwed*innen befragten, was sie drei Jahre später wiederholten. Wer in diesem Zeitraum in eine klinische Depression stürzte, war bei der ersten Messung einsamer gewesen. Holvast et al. (2015) untersuchten 285 ältere Niederländer*innen, die in psychischer Behandlung waren. Die sehr Einsamen hatten zu 45 % eine Depression, die wenig Einsamen zu 20 %. Wer bei der ersten Messung angegeben hatte, sehr einsam zu sein, war zwei Jahre später, trotz Psychotherapie, unwahrscheinlicher in besserer Verfassung. Auch zeigte sich, dass die Größe der sozialen Netzwerke keinen nennenswerten Einfluss auf Depressivität hat. Entscheidend sei vielmehr die emotionale Qualität von Beziehungen, auch wenn es nur wenige sind (Peerenboom et al., 2015).

Selbstekel macht einsam und depressiv

Selbstekel, der mit Aussagen wie „Ich mache oft Dinge, die ich widerlich finde", gemessen wird, verstärkt den Zusammenhang von Einsamkeit und Depression (Ypsilanti et al., 2019). Wer sich selbst und sein Verhalten abstoßend findet, tut sich schwerer, auf andere zuzugehen und wird als weniger sympathisch wahrgenommen. Ypsilanti et al. (2020) wandten auch ein Verfahren an, in dem die Blickrichtungen der Augen gemessen wurden, wenn die Teilnehmenden – Kriegsveteranen mit posttraumatischen Störungen – bald Bilder von sich selber betrachteten, bald von anderen. Wer sich selber widerlich fand – oft aufgrund von Gewalt, die im Krieg ausgeübt werden musste –, fühlte sich nicht nur einsamer, sondern auch ängstlicher und betrachtete das eigene Antlitz weniger lang als das von Fremden. Sich nicht in die Augen schauen können, ist symptomatisch für ein angeschlagenes Selbstwertgefühl.

Wer unter chronischer Einsamkeit leidet, ist massiv gefährdet, in die psychische Volkskrankheit Nummer 1 zu schlittern. Wenn depressive Verstimmungen den Alltag zu verdüstern beginnen, beginnt ein Teufelskreis, aus dem sich viele nicht mehr befreien können. Im Seelendunkel gefangen, wird es schwieriger, wenn nicht unmöglich, auf andere zuzugehen und der Einsamkeit zu entfliehen. Diese verschmilzt mit der Depression, obschon es sich dabei um unterschiedliche Befindlichkeiten handelt.

Schlimmstenfalls Suizidalität

Am Salzburger Mönchsberg gibt es, über einem 50 m hohen, senkrechten Felsen, eine Terrasse, die mit einem Zaun gesichert ist. Regelmäßig kommt es vor, dass Menschen über diesen steigen und in die Tiefe springen. Wie viel Einsamkeit muss dem vorausgegangen sein, wie viel bodenlose Verzweiflung! Um die 800.000 Menschen im Jahr finden das Leben unerträglich und gehen, 1,5 in jeder Minute (Zalsman, 2020, 1). Schon in der ersten sozialwissenschaftlichen Studie, die Emile Durkheim (1983) im Jahre 1897 über den Selbstmord durchgeführt hatte, zeigte sich, dass Suizid wahrscheinlicher wird, wenn sich Menschen in der „Anomie" befinden, einem Zustand der Regellosigkeit und Vereinsamung.

Stickley und Koyanagi (2016) erhoben bei 7360 Brit*innen das Ausmaß an Einsamkeit und fragten sie, ob sie in den letzten zwölf Monaten bzw. bereits einmal in ihrem Leben an Suizid gedacht und einen Versuch unternommen hätten. Die nicht Einsamen gaben zu 3 % suizidale Gedanken an, die sehr Einsamen zu 50 %. Während von den nicht Einsamen niemand einen Suizidversuch einräumte, tat dies jeder vierte der stets Einsamen.

Bewirkte die Pandemie einen gleichzeitigen Anstieg von Einsamkeit, Depressivität und Suizidalität? Allan et al. (2021) befragten 1000 Amerikaner*innen. Während dem Lockdown nahm Einsamkeit zu, aber auch Angst, speziell davor, sich das Virus zu holen. Beide Befindlichkeiten korrelieren hoch mit Suizidalität, Einsamkeit zu $r = .62$, Angst zu $r = .67$, nicht jedoch faktische soziale Isolation. In den Lockdowns daheim bleiben zu müssen, erhöht Suizidalität nicht, sondern erst dann, wenn Einsamkeit auftritt.

Anhaltende Einsamkeit treibt nicht nur in Depression, sondern schwächt auch die kognitive Leistungsfähigkeit, bis hin zur absoluten Einsamkeit, wenn in der Demenz der Bezug zum bisherigen Leben verloren geht.

5.2.2 Einsamkeit schwächt die Kognition und begünstigt Demenz

Allen Leser*innen dürfte es leichtfallen, von der Zahl 100 fünfmal hintereinander eine 7 zu subtrahieren, mit den Zwischenresultaten, 93, 86 etc. und dem Endergebnis 65. Diese Aufgabe ist ein Teil des Mini-Mental-Status-Tests, der eingesetzt zu werden pflegt, wenn eine Demenzerkrankung befürchtet wird. Dieser solide Test hielt Einzug in die Einsamkeitsforschung. Im Rahmen der Dubliner-Studie zu gesundem Altern legten ihn O'Luanaigh et al. (2012) 466 älteren Personen vor, zusätzlich weitere Intelligenzaufgaben. Die oft Einsamen schnitten beim Mini-Mental-Test am schlechtesten ab.

Einsamkeit mindert kognitive Fähigkeiten (Boss et al., 2015; Montolliu et al., 2019) erhoben bei 86 gesunden älteren Personen Einsamkeit und stellten ihnen kognitive Aufgaben. Zusätzlich maßen sie, wie viel Cortisol sie im Blut hatten, das, wenn im Übermaß vorhanden, kognitive Kompetenz schwächt. Chronisch Einsame hatten in der Tat mehr Cortisol und erzielten bei den kognitiven Aufgaben schlechtere Ergebnisse.

Imaginierte Einsamkeit: Schlechtere Kognition
Allein schon die Imagination, einsam zu werden, schmälert die kognitive Leistungsfähigkeit. Baumeister et al. (2002) bildeten drei Gruppen. Der ersten wurde eine glückliche Zukunft prophezeit, glückliche Ehe, Freundschaften. Den Angehörigen der zweiten wurde gesagt, es liege in ihren Genen, viele Unfälle zu haben. Und jenen der dritten, später zu vereinsamen. Anschließend bearbeiteten alle Gruppen den gleichen Intelligenztest. Bei allen Dimensionen schnitten jene, denen eine einsame Zukunft prognostiziert wurde, schlechter ab. Eine schlechte Nachricht an sich reiche nicht aus, um kognitive Fähigkeiten zu beeinträchtigen, denn jene mit den vorausgesagten Unfällen waren gleich effizient wie die mit der rosigen Zukunft. Es muss schon eine schlechte Prognose hinsichtlich des sozialen Dazugehörens sein, die an die Nieren geht.

Warum vermindert allein schon die Aussicht auf Einsamkeit zentrale mentale Fähigkeiten? Um überleben zu können, brauchten unsere Vorfahren nicht nur Solidarität, sondern mussten auch effektive Entscheidungen treffen können. Sozialer Ausschluss ist eine dermaßen existenzielle Bedrohung, dass Menschen diesen emotionalen Stress zu unterdrücken versuchen, was die Ressourcen schwäche, um kognitive Probleme zu lösen (Baumeister et al., 2002, 826).

Demenz

Der Inbegriff verminderter mentaler Fähigkeiten ist die Demenz, wenn die Erkrankten am Nachmittag nicht mehr wissen, was sie zu Mittag gegessen haben. Die Inzidenz von Demenzerkrankungen ist in den letzten Jahren, mitbedingt durch die längere Lebenserwartung, kontinuierlich gestiegen. Bis ins Jahr 2050 rechnet die WHO weltweit mit mehr als 100 Mio. schwer Demenzkranken (Kuiper et al., 2015, 40).

Ursächlich für Demenz ist auch schwere Einsamkeit. Von 823 älteren Personen hatten jene, die zu den 10 % Einsamsten gehörten, das 2,1fache Risiko, an Alzheimer zu erkranken (Wilson et al., 2007). Sutin et al. (2020) untersuchten längsschnittlich 12.030 Personen. 1104 Männer und Frauen erkrankten in den zehn Jahren an Demenz, dies zu 40 % wahrscheinlicher, wenn sie oft einsam waren. Allein zu leben war nicht ursächlich für ein höheres Krankheitsrisiko, sondern Einsamkeit. Diese wird gesteigert, wenn den Patient*innen früher geläufige Namen von Bekannten nicht mehr einfallen. Einsamkeit ist Ursache und Konsequenz von Demenz zugleich (Victor, 2021). Und sie ist total. Ein Patient: „Ich kann nur noch warten, bis mich die Stille verschlingt und keine Erinnerung und nichts mehr ist" (Barbour, 2004, 205).

Warum begünstigt Einsamkeit Krankheiten wie Alzheimer? Ursächlich sind zum einen physiologische Prozesse, speziell die Aktivierung der Stressachse, was die Ausschüttung von Cortisol erhöht und an der Entstehung von Alzheimer beteiligt ist. Zum anderen erhalten einsame Menschen weniger anregende Stimuli, bewegen sich seltener und nutzen ihre Gehirnkapazitäten weniger, wodurch diese wahrscheinlicher verkümmern, wohingegen intellektuelle, soziale und körperliche Aktivitäten Synapsen neu verknüpfen.

5.2.3 Einsamkeit ängstigt und fördert vereinsamendes Verhalten

Anhaltende Einsamkeit steigert Ängstlichkeit, speziell soziale (Fung et al., 2017). Lim et al. (2016) befragten 1010 Erwachsene dreimal hintereinander. Wer bei der ersten Erhebung angab, häufig einsam zu sein, bejahte bei der letzten Messung wahrscheinlicher: „Ich vermeide es, jemandem in die Augen zu schauen, den ich nicht gut kenne."

Einsamkeit macht misstrauisch

Einsame werden ihrer sozialen Umwelt gegenüber misstrauischer. Wenn an einer Party zwei Gäste vertraulich miteinander sprechen, die Oberkörper einander zugeneigt: „Sie tuscheln über mich!" Diese Haltung wird als „Hypervigilanz" bezeichnet. Cacioppo et al. (2016) experimentierten mit 20 Studierenden, von denen die Hälfte als einsam klassifiziert wurde, die andere nicht. Hernach wurden ihnen Bilder gezeigt, die teils soziale Bedrohungen zeigten – eine Person wird ausgegrenzt –, teils nicht soziale Gefahren (Giftschlangen). Dabei wurde an den Teilnehmer*innen ein Elektroenzephalogramm durchgeführt, wobei die Geschwindigkeit interessierte, mit der die Motive erkannt wurden. Einsame reagierten auf Bilder mit sozialer Bedrohung bereits nach 116 ms, die nicht Einsamen erst nach 252 ms.

Hypervigilanz in der Einsamkeit besteht schon im Kindesalter. Qualter et al. (2013) zeigten Schüler*innen kurze Videoclips, die teils neutrale soziale Situationen zeigten, teil solche, in denen jemand mit einer gehobenen Faust verjagt wurde. Spezielle Geräte erfassten die Richtung und Intensität des Hinsehens. Kinder, sich oft einsam fühlend, betrachteten jene Szenen länger, in denen andere ausgeschlossen wurden. Sie waren weniger in der Lage, ihre Aufmerksamkeit von diesen bedrohlichen Stimuli zu lösen, wodurch sie noch stärker auf sie fixiert wurden.

Nicht Einsame haben mehr Vertrauen

Der Hypervigilanz entgegengesetzt ist das Vertrauen. Einsame müssten demnach weniger Vertrauen zu anderen Menschen haben. Dies bestätigte Rotenberg (1994), der Studierenden die UCLA-Skala und Messinstrumente für Vertrauen vorlegte: „Ich vertraue darauf, dass die Person X, der ich ein Geheimnis anvertraue, dieses nicht verrät." Einsame vertrauten nicht nur Fremden, sondern auch im Freundeskreis weniger und neigten stärker zum Glauben, auch ihnen würde nicht vertraut, was Distanz schafft und Einsamkeit steigert.

Gemäß der Theorie der Einsamkeit von Cacioppo und Cacioppo (2018, 137) ist diese ein in der Evolution entstandenes, schmerzhaftes Warnsignal, dass die Sozialbeziehungen defizitär sind. Genau gleich, wie Hunger zum Essen antreibt, motiviere sie, soziale Nähe aufzusuchen. Doch so einfach ist das nicht. Layden et al. (2018) erhoben bei 175 Personen Einsamkeit, aber auch, wie nahe ihnen unterschiedliche Personen, vertraute und fremde, kommen dürften, bis ihnen unbehaglich zumute würde, und zwar zwischen „keine Distanz" und „mehr als fünf Fuß" (152 cm). Einsame bestanden auf einer breiteren Körper-Pufferzone, auch bei Nahestehenden. Es mutet tragisch an: Gerade solche Menschen, die der Nähe von Mitmenschen besonders bedürften, tendieren – unbewusst – dazu, andere nicht zu nahe kommen zu lassen.

> Einsamkeit kann sich selbst verstärken. Menschen erfahren, zurückgewiesen oder verlassen zu werden, fühlen sich ausgeschlossen, begegnen ihrer Umwelt misstrauischer, sind ängstlicher, verhalten sich sozial ungeschickter, wodurch andere veranlasst werden, eher zurückzuweichen. Solche Erfahrungen intensivieren Einsamkeit und können sogar ansteckend wirken.

5.2.4 Einsamkeit steckt an

Wie fühlt man sich, wenn man an einem Gasthaustisch sitzt, gegenüber nimmt eine Person Platz, die scheu wirkt, keine Konversation aufnimmt, Augenkontakte vermeidet? Nicht angenehm. Vielmehr können Gefühle der Einsamkeit auftreten, als ob eine Ansteckung erfolgt wäre. Dass Einsamkeit in der Tat anstecken kann, belegt die bekannte Framingham-Herz-Längsschnittstudie, mit der im Jahre 1948 begonnen wurde (Cacioppo et al., 2009). In regelmäßigen Abständen wurden die Teilnehmenden medizinisch untersucht und befragt, auch dazu, wie viele Freunde sie haben, wo diese leben und, wie einsam sie sich fühlen, und wie deprimiert. Wenn jemand angab, sich einsam zu fühlen, war es um 50 % wahrscheinlicher, dass bei der nächsten Befragung ein enger Freund dieser Person auch sagte, einsam zu sein. Und bei einem Freund dieses Freundes steigerte sich diese Wahrscheinlichkeit um 25 %. „Einsamkeit ist also ‚dosisabhängig' ansteckend; sie überträgt sich intensiver, je näher einem die einsame Person ist" (Spitzer, 2018, 86). Bei Depression zeigte sich dieser Ansteckungseffekt nicht.

Outete sich eine Person als einsam, hatte sie vier Jahre später durchschnittlich 8 % weniger Freunde. Zugleich wurde diese Person von entsprechend weniger Mitmenschen als Freund gewürdigt. Fühlten sich die Befragten nicht einsam, blieb die Anzahl ihrer Freunde konstant. In zahlreichen Fällen stieg sie sogar an. Das erinnert an eine bittere Lebensweisheit der Bibel: „Wer hat, dem wird gegeben werden …; wer aber nicht hat, dem wird auch noch weggenommen, was er hat" (Mt 25, 29). Wer einsam ist, wird nur zu oft noch einsamer.

Warum tendieren Menschen dazu, einsamer zu werden, wenn sie von Einsamen umgeben sind? Cacioppo et al. (2009) erwogen drei Erklärungen:

1. Induktionsthese: Ansteckung;
2. die Homophilie-These: Menschen schließen sich zusammen, weil sie sich ähnlich sind;
3. der Effekt der gemeinsamen Umgebung.

Sie favorisieren die erste These. Das Phänomen der emotionalen Ansteckung wurde vielfältig untersucht (Herrando & Constantinides, 2021). Bekannt ist die Tanganjika-Lachepidemie, die im Jahre 1962 um die tausend junge Afrikaner*innen ansteckte (Hempelmann, 2007). Drei Schülerinnen brachen in Lachen aus und konnten damit nicht mehr aufhören. Als 95 Schülerinnen von diesen Lachattacken, die zwischen wenigen Minuten und mehreren Stunden dauerten, Bauchschmerzen hervorriefen und die Pupillen weiteten, angesteckt waren, musste die Schule geschlossen werden. Die Schülerinnen wurden nach Hause geschickt und steckten dort weitere an. Erst nach sechs Monaten flachte die Lachepidemie langsam ab.

Wenn Einsamkeit ansteckend ist, dann sollten, wie bei Infektionskrankheiten, Impfungen verabreicht werden, nicht in der Form von Spritzen, sondern psychologische Interventionen, mit denen sich das nächste Kapitel beschäftigt.

Literatur

Akerlind, I., & Hornquist, J. O. (1992). Loneliness and alcohol abuse: A review of evidences of an interplay. *Social Science and Medicine, 34,* 405–414.

Allan, N. P., et al. (2021). Lonely, anxious, and uncertain: Critical risk factors for suicidal desire during the COVID-19 pandemic. *Psychiatry Research, 304*(114144), 1–9.

Arpin, S. N., et al. (2015). Having friends and feeling lonely: A daily process examination of transient loneliness, socialization, and drinking. *Personality and Social Psychology Bulletin, 41,* 615–628.

Balkter, L. J., et al. (2019). Loneliness in healthy young adults predicts inflammatory responsiveness to a mild immune challenge in vivo. *Brain, Behavior, and Immunity, 82,* 298–301.

Barbour, J. D. (2004). *The value of solitude. The ethics and spirituality in autobiography.* University of Virginia Press.

Baumeister, R. F., et al. (2002). Effects of social exclusion on cognitive processes: Anticipated aloneness reduces intelligent thought. *Journal of Personality and Social Psychology, 83,* 817–827.

Boss, L., et al. (2015). Loneliness and cognitive function in the older adults: A systematic review. *Psychogeriatrics, 27,* 541–553.

Cacioppo, J. T., & Patrick, W. (2011). *Einsamkeit. Woher sie kommt, was sie bewirkt, wie man ihr entrinnt.* Spektrum Akademischer.

Cacioppo, J. T., & Cacioppo, S. (2018). Loneliness in the modern age:–An evolutionary theory of loneliness (ETL). *Advances in Experimental Social Psychology, 58,* 127–197.

Cacioppo, J. T., et al. (2002). Do lonely days invade the nights? Potential social modulation of sleep efficiency. *Psychological Science, 13,* 384–387.

Cacioppo, J. T., et al. (2009). Alone in the crowd: The structure and spread of loneliness in a large social network. *Journal of Personality and Social Psychology, 97,* 977–991.

Cacioppo, J. T., et al. (2016). Loneliness and implicit attention to social threat: A high performance electrical neuroimaging study. *Cognitive Neuroscience, 7,* 138–159.

Canham, S. L., et al. (2016). Association of alcohol use and loneliness frequency among middle-aged and older adult drinkers. *Journal of Aging and Health, 28,* 267–284.

Caspi, A., et al. (2006). Socially isolated children 20 years later: Risk of cardiovascular disease. *Archives of Pediatrics and Adolescent Medicine, 160,* 805–811.

De Wall, C. N., et al. (2010). Acetaminophen reduces social pain: Behavioral and neural evidence. *Association for Psychological Science, 21,* 931–937.

Deckx, L., et al. (2014). Risk factors for loneliness in patients with cancer: A systematic literature review and meta-analysis. *European Journal of Oncology Nursing, 18,* 466–477.

Doane, L. D., & Adam, E. K. (2010). Loneliness and cortisol: Momentary, day-to-day, and trait associations. *Psychoneuroendocrinology, 35,* 430–441.

Durkheim, E. (1983). *Der Selbstmord.* Suhrkamp.

Eisenberger, N. (2011). Why rejection hurts: What social neuroscience has revealed about the brain's response to social rejection. In J. Decety & J. Cacioppo (Hrsg.), *The handbook of social neuroscience* (S. 586–598). Oxford University Press.

Eisenberger, N., et al. (2003). Does rejection hurt? An fMRI study of social exclusion. *Science, 302,* 290–292.

Erzen, E., & Cikrikci, Ö. (2018). The effects of loneliness on depression: A meta-analysis. *International Journal of Social Psychiatry, 64,* 427–435.

Fung, K., et al. (2017). Are social anxiety and loneliness best conceptualized as a unitary trait. *Journal of Social and Clinical Psychology, 36,* 335–345.

Gafarov, V., et al. (2013). The influence of social support on risk of acute cardiovascular diseases in female population aged 25–64 in Russia. *International Journal of Circumpolar Health, 72*(21210), 1–4.

Green, B. H., et al. (1992). Risk factors for depression in elderly people: A prospective study. *Acta Psychiatrica Scandinavia, 86,* 213–217.

Gutkind, S., et al. (2022). Prospective effects of loneliness on frequency of alcohol and marijuana use. *Addictive Behaviors, 124*(107115), 1–5.

Hawkley, L. C., et al. (2006). Loneliness is a unique predictor of age-related differences in systolic blood pressure. *Psychology and Aging, 243*, 152–164.

Hawkley, L. C., et al. (2009). Loneliness predicts reduced physical activity: Cross-sectional and longitidnal analyses. *Health Psychology, 28*, 354–363.

Hawkley, L. C., et al. (2010). Loneliness predicts increased blood pressure: Five-year cross-lagged analyses in middle aged and older adults. *Psychology and Aging, 25*, 132–141.

Hempelmann, C. F. (2007). The laughter of the 1962 Tanganyika ‚laughter epidemic‘. *Humor – International Journal of Humor Research, 20*, 49–71.

Herrando, C., & Constantinides, E., (2021). Emotional contagion: A brief overview and future directions. *Frontiers in Psychology, 12*(712606), 1–7.

Holt-Lunstad, J., et al. (2010). Social relationships and mortality risk: A meta-analytic review. *PLoS Medicine, 7*, e1000316

Holt-Lunstad, J., et al. (2015). Loneliness and social isolation as risk factors for mortality: A meta-analytic review. *Perspectives on Psychological Science, 10*, 227–237.

Holvast, F., et al. (2015). Loneliness is associated with poor prognosis in late-life depression: Longitudinal analysis of the Netherland study of depression in older persons. *Journal of Affective Disorders, 185*, 1–7.

Karelina, K., et al. (2010). Social isolation alters neuroinflammatory response to stroke. *Proceedings of the National Academy of Sciences, 106*, 5895–5900.

Killgore, W. D., et al. (2021). Alcohol dependence during COVID-19 lockdowns. *Psychiatry Research, 296*(113667), 1–4.

Kraav, S. I., et al. (2021). Loneliness and social isolation increase cancer incidence in a cohort of Finnish middle-aged men. *A longitudinal study. In: Psychiatry Research, 299*(113868), 1–7.

Kuiper, J. S., et al. (2015). Social relationships and risk of dementia: A systematic review and meta-analysis of longitudinal cohort studies. *Ageing Research Reviews, 22*, 39–57.

Lauder, W., et al. (2006). A comparison of health behaviours in lonely and non-lonely populations. *Psychology, Health and Medicine, 11*, 233–245.

Layden, E. A., et al. (2018). Loneliness predicts a preference for larger interpersonal distance within intimate space. PLOS ONE. https://journals.plos.org/plosone/article?id=10.1371/journal.pone.0203491.

Léger, D., et al. (2008). An international survey of sleeping problems in the general population. *Current Medical Research and Opinion, 24*, 307–317.

Lim, M., et al. (2016). Loneliness over time: The crucial role of social anxiety. *Journal of Abnormal Psychology, 125*, 620–630.

MacDonald, G., & Leary, M. (2005). Why does social exclusion hurt? The relationship between social and physical pain. *Psychological Bulletin, 131*, 202–223.

Matthews, T., et al. (2017). Sleeping with one eye open: Loneliness and sleep quality in young adults. *Psychological Medicine, 47,* 2177–2186.

McCallum, S. M., et al. (2021). Associations of loneliness, belongingness and health behaviors with psychological distress and wellbeing during COVID-19. *Journal of Affective Disorders Reports, 6*(100214), 1–9.

Meng, J., et al. (2020). State loneliness is associated with emotional hypervigilance in daily life: A network analysis. *Personality and Individual Differences, 165*(110154), 1–7.

Möller, H. J., et al. (2001). *Psychiatrie und Psychotherapie* (2, vollständig über-arbeitete underweiterte und erweiterte Aufl.). Thieme.

Montolliu, T., et al. (2019). The relationship between loneliness and cognition in healthy older men and women: The role of cortisol. *Psychoneuroendocrinology, 107,* 270–279.

Mundt, C., et al. (1998). Zeiterleben und Zeitschätzung depressiver Patienten. *Der Nervenarzt, 69,* 38–45.

O'Luanaigh, C., et al. (2012). Loneliness and cognition in older people: The Dublin Healthy Ageing study. *Aging and Mental Health, 16,* 347–352.

Peerenboom, L., et al. (2015). The association between depression and emotional and social loneliness in older persons and the influence of social support, cognitive functioning, and personality: A cross-sectional study. *Journal of Affective Disorders, 182,* 26–31.

Peng, A., et al. (2021). Association between loneliness, sleep behavior and quality: A propensity-score-matched case-control study. *Sleep Medicine, 86,* 19–24.

Pressman, S. D., et al. (2005). Loneliness, social network size, and immune response to influenza vaccination in college freshman. *Health Psychology, 24,* 297–306.

Quadt, L., et al. (2020). Brain-body interactions underlying the association of loneliness with mental and physical health. *Neuroscience and Biobehavioral Reviews, 116,* 283–300.

Qualter, P., et al. (2013). Investigating hypervigilance for social threat of lonely children. *Journal of Abnormal Child Psychology, 41,* 325–338.

Rockach, A. (2019). *The psychological journey to and from loneliness: Development, causes, and effects of social and emotional isolation.* Elsevier Science.

Rotenberg, K. J. (1994). Loneliness and interpersonal trust. *Journal of Social and Clinical Psychology, 13,* 152–173.

Ruan, H., & Wu, C. F. (2008). Social interaction-mediated lifespan extension of Drosophila Cu/Zn superoxide dismutase mutants. *Proceedings of the National Academy of Sciences, 105,* 7506–7510.

Simon, E. B., & Walker, M. (2018). Sleep loss causes social withdrawal and loneliness. *Nature Communications, 9*(3146), 1–9.

Singer, C. (2018). Health effects of social isolation and loneliness. *Journal of Aging, 28,* 4–8.

Spitzer, M. (2018). *Einsamkeit. Die unerkannte Krankheit. Schmerzhaft, ansteckend, tödlich.* Droemer.

Steptoe, A., et al. (2004). Loneliness and neuroendocrine, cardiovascular, and inflammatory stress response in middle-aged men and women. *Psychoneuroendocrinology, 29,* 539–611.

Stickley, A., & Koyanagi, A. (2016). Loneliness, common mental disorders and suicidal behavior: Findings from a general population survey. *Journal of Affective Disorders, 197,* 81–87.

Stickley, A., et al. (2013). Loneliness: Its correlates and association with health behaviors and outcomes in nine countries of the former Soviet Union. *PLoS One, 8*(e67978), 1–9.

Sutin, A. R., et al. (2020). Loneliness and risk of dementia. *Journals of Gerontology Psychological Sciences, 75,* 1414–1422.

Tuchscherer, M., et al. (2006). Early social isolation alters behavioral and physiological responses to an endotoxin challenge in piglets. *Hormones and Behavior, 50,* 753–761.

Valtorta, N. K., et al. (2016). Loneliness and social isolation as risk factors for coronary heart disease and stroke: A systematic review and meta-analysis of longitudinal observational studies. *Hearth, 18,* 1009–1016.

Victor, C. (2021). Is loneliness a cause or consequence of dementia? A public health analysis of the literature. *Frontiers in Psychology, 11*(612771), 1–12.

Tomova T., et al. (2020). The need to connect: Acute social isolation causes neural craving responses similar to hunger. https://www.biorxiv.org/content/10.1101/2020.03.25.006643v1.

Warnick, J. E., et al. (2005). Opioid receptor function in social attachment in young domestic fowl. *Behavioral Brain Research, 160,* 277–285.

Wilson, R. S., et al. (2007). Loneliness and risk of Alzheimer disease. *Archive of General Psychiatry, 64,* 234–240.

Ypsilanti, A., et al. (2019). Self-disgust as a potential mechanism explaining the association between loneliness and depression. *Journal of Affective Disorders, 243,* 108–115.

Ypsilanti, A., et al. (2020). Self-disgust is associated with loneliness, mental health difficulties, and eye-gaze avoidance in war veterans with PTSD. *Frontiers in Psychology, 11*(559883), 1–12.

Zalsman, G. (2020). Neurobiology of suicide in times of social isolation and loneliness. *European Neuropsychopharmacology, 40,* 1–3.

Zebhauser, A., et al. (2014). What prevents old people living alone from feeling lonely? Findings from the KORA-age-study. *Aging and Mental Health, 19,* 773–780.

Ziliol, S., & Jiang, Y. (2021). Endocrine and immunomodulatory effects of social isolation and loneliness across adulthood. *Psychoneuroendocrinology, 128*(105194), 1–9.

6

Aus der Einsamkeit herausholen: Wie wirken Interventionen?

In diesem Kapitel entdecken Sie, was Menschen jeweils tun, um dem Gefängnis der Einsamkeit zu entrinnen, und Sie orientieren sich zwischen den verschiedenen therapeutischen Interventionen zur Einsamkeitsreduktion. Sie verstehen, dass die Änderung einsamkeitsbegünstigender Denkweisen die wirksamste Methode ist. Auch vollziehen Sie nach, wie sehr Religiosität und Spiritualität vor Einsamkeit bewahren können.

Wozu soll ein Therapeut einem Klienten raten, wenn dieser klagt, unter Einsamkeit zu leiden? Sich häufiger unter Menschen mischen und einem Gesangschor beitreten? Oder sich in eine Selbsthilfegruppe begeben, in der soziale Fertigkeiten erlernt werden, die kontaktfähiger machen? Mehr Fotos und Texte ins Facebook stellen? Oder über Parship eine/n Partner/in suchen? Es gibt eine breite Palette von Strategien gegen Einsamkeit und zahlreiche Überblicksdarstellungen über deren Wirksamkeit (Hickin et al., 2021; Williams et al., 2021).

Als erstes werden qualitative Studien präsentiert, in denen Einsame gefragt wurden, was sie jeweils dagegen tun (Abschn. 6.1). Sodann wird dargelegt, wie sehr psychologische Interventionen Einsamkeit reduzieren, zugegebenermaßen nicht sonderlich viel (Abschn. 6.2). In Abschn. 6.3 wird erörtert, was empirisch dazu bekannt ist, wie Religiosität und Spiritualität Einsamkeit vermindern.

© Der/die Autor(en), exklusiv lizenziert an Springer-Verlag GmbH, DE, ein Teil von Springer Nature 2023
A. A. Bucher, *Einsamkeit – Qual und Segen*, https://doi.org/10.1007/978-3-662-67022-4_6

6.1   Was tun Menschen gegen ihre Einsamkeit?

„Ja, manchmal rede oder chatte ich mit Leuten, mit denen ich schon länger nicht gesprochen habe. Das hilft." So ein 26-Jähriger in der qualitativen Studie von Vasileiou et al. (2019, 24). In einfühlsamen Gesprächen wurden 15 Studierende gefragt, was sie gegen Einsamkeit tun. Sie nannten zahlreiche Strategien, am häufigsten aktive Ablenkung: „Ja, ich mache Dinge, die mir Spaß bereiten" (ebd. 26). Dies ist häufiger, wenn keine Ansprechspartner*innen da sind. Sodann ist es das Aufsuchen von Treffpunkten wie Cafés. 80 % gestanden, sie würden sich in ihrer Einsamkeit zurückziehen, weil sie nicht negativ wahrgenommen werden möchten, denn in einer extravertierten Lebenswelt ist Einsamkeit ein Stigma (Rotenberg, 1998). Einige versuchen Emotionsregulation: „Wenn ich einsam bin, heule ich eine Stunde lang, dann geht es wieder besser" (ebd. 25). Grübeln verstärkt Einsamkeit: „Da muss an mir etwas falsch sein, wenn alle anderen Freunde haben" (ebd. 26). Weitere Strategien sind „Problemlösung" und „Flucht", etwa in Drogen. Vereinzelt erzählten Studierende, der Einsamkeit Positives abzugewinnen: Zeit zu haben, um Wesentliches zu bedenken. Alle Befragten erwähnten mehrere Strategien.

Innere Strategien der Einsamkeitsreduktion
Kharicha et al. (2018) sichteten neun qualitative Studien mit 502 älteren Teilnehmer*innen. Menschen können versuchen, Einsamkeit entweder allein oder gemeinsam mit anderen zu bewältigen. Zur ersten Variante zählen Prävention und Aktivität: „Solange ich beschäftigt bin, bin ich nicht allein" (Kirkevold et al., 2013, 397), wobei aktive Hobbies wie Gartenarbeit Einsamkeit weniger aufkommen lassen als passives Handeln wie Fernsehen (Toepoel, 2013). Aber auch, eine Gottesbeziehung zu pflegen. Eine Südafrikanerin: „Ich bin nie allein, der Herr ist immer bei mir" (Roos & Klopper, 2010, 286). Individuelle Bewältigung ist auch, Einsamkeit emotional authentisch auszudrücken. Eine Witwe: „Eines Morgens fühlte ich mich entsetzlich einsam, bis ich bitterlich schluchzen konnte: Du bist nicht die einzige Frau, die ihren Mann verlor. Seitdem wurde es besser" (Roos & Klopper, 2010, 285). Sodann, Einsamkeit als unvermeidlich zu akzeptieren. Wer es im Alter als naturgegeben hinnimmt, Angehörige und Freunde zu verlieren, erträgt sie leichter. Aber auch, wem es gelingt, alles zu akzeptieren, wie es ist, so ein 96-Jähriger: „Ja, man sollte alles annehmen, wie es kommt, auch das Alleinsein. Ich bin nur ein winziger Punkt im

Universum und trotzdem eine wundervolle Schöpfung" (Graneheim & Lundman, 2010, 436). Einsamkeit kann auch erträglicher werden durch vergleichendes Denken, etwa wenn Lebensabschnitte erinnert werden, die noch trostloser waren (Sullivan et al., 2016).

Auf andere zugehen

Häufiger als alleinige Bewältigungsstrategien sind jene, in denen auf Menschen zugegangen wird: „Ich setze mich in den Park und spreche Menschen an." Andere suchen Treffpunkte wie Cafés auf, so ein Witwer: „Ich gehe in einen Club, drei- bis viermal die Woche, wir spielen Bridges, das lenkt ab" (Davis et al., 2016, 536). Allerdings berichteten etliche Teilnehmer*innen, sie könnten, wenn einsam, nur schwer auf andere zugehen, auch wenn sie es möchten, da sie fürchten, für Versager gehalten zu werden.

Soziale Medien können Einsamkeit verringern

Auch für ältere Personen sind soziale Medien in den letzten Jahren wichtiger geworden, um Einsamkeit zu vermindern. Ballantyne et al. (2010) befragten ältere Australier*innen, die sich in Facebook einführen ließen. Die Männer und Frauen schilderten eindrücklich, wie schmerzhaft Einsamkeit sein kann: „Ich werde nicht an Hunger sterben, aber an Einsamkeit" (ebd. 29). Die sozialen Medien, in die jederzeit und überall eingestiegen werden kann, wurden gelobt: „Ich bin weniger allein. Da ist immer jemand, mit dem ich reden kann" (ebd. 30).

Mitunter lähmt Einsamkeit dermaßen, dass Menschen nichts mehr dagegen zu tun vermögen. Eine ältere Schwedin: „Wenn ich mich so unglaublich leer fühle, dann habe ich nicht einmal mehr die Kraft, das Radio einzuschalten" (Taube et al., 2016, 636). Dies kann in tiefe Resignation stürzen, so bei einer Witwe: „Mein Mann wird nie wieder heimkommen. Ich werde allein bleiben, und es wird sich nichts ändern, absolut nichts mehr" (ebd. 636).

Eine quantitative Studie zu Strategien gegen Einsamkeit

Strategien gegen Einsamkeit wurden auch quantitativ erfragt. Rokach (2001) legte 701 Erwachsenen 86 Aussagen vor, die sechs Gruppen zugeordnet wurden

1. „Soziales Unterstützungsnetzwerk": Das Aufsuchen von Nähe zu anderen, eingeschlafene Beziehungen beleben, Partnerschaft vertiefen, neue Kontakte knüpfen. Diesen Items wurde in allen Altersgruppen am meisten zugestimmt.

2. „Erhöhte Aktivität". Vor allem jüngere Menschen wollen sich von Einsamkeit befreien, indem sie Tätigkeiten nachgehen, die Spaß bereiten und in den Flow führen.

3. „Nachdenken und Akzeptanz": Diesen Items stimmten die Jugendlichen am wenigsten zu, die Erwachsenen am stärksten.

4. „Selbstentwicklung und Verstehen": Eintritt in eine Selbsthilfegruppe, Aufnahme einer Therapie, Projekte wie Weiterbildung in einem Team. Senior*innen und Jugendliche stimmten diesen Items weniger zu als die im Erwachsenenalter.

5. „Distanzierung und Flucht". Menschen können wähnen, aus der Einsamkeit herauszukommen, indem sie sich betrinken, was bei den Senior*innen die geringste Zustimmung fand, bei den jungen Erwachsenen die stärkste.

6. „Religion und Glaube": Zuwendung zu Gott und Gebet mindern Einsamkeit.

> Die Studien belegen, wie unterschiedlich die individuellen Strategien der Einsamkeitsreduktion sind. Sie liegen in der Spannung zwischen alleiniger Bewältigung und derjenigen mit anderen, zwischen Prävention und Akzeptanz von Einsamkeit, zwischen nach außen gerichteten Aktionen und innerlichen Veränderungen. *Die* Strategie zur Einsamkeitsreduktion gibt es nicht.

6.2 Die Effekte von Interventionen gegen Einsamkeit

Da Einsamkeit ein wachsendes gesundheitsschädigendes Problem ist, wurden nicht nur zahlreiche Interventionen gegen sie entwickelt, sondern auch zahlreiche Studien durchgeführt, ob und wie diese wirken (Poscia et al., 2018; Williams et al., 2021). In der Regel wurden bei den Teilnehmenden Einsamkeit und zusätzliche Variablen gemessen, worauf die eine Hälfte nach dem Zufallsprinzip der Experimentalgruppe zugeordnet wurde, in der Einsamkeit vermindert werden sollte, die andere der Kontrollgruppe. Nach der Intervention wurde erneut gemessen.

Ausgebreitet werden zunächst Interventionen zur Reduktion von Einsamkeit durch mehr Kontaktmöglichkeiten (Abschn. 6.2.1), gefolgt von Strategien, die die sozialen Fähigkeiten zu verbessern beabsichtigen (Abschn. 6.2.2). Besonders effizient scheinen Strategien, die solche Ansichten zu verändern versuchen, welche Einsamkeit begünstigen (Abschn. 6.2.3). Entwickelt wurden auch dezidiert therapeutische

Interventionen (Abschn. 6.2.4). Abgeschlossen wird mit Strategien der Einsamkeitsreduktion, die sich moderner Kommunikationstechnologien bedienen (Abschn. 6.2.5).

6.2.1 Interventionen zur sozialen Einbindung

Die naheliegendste Strategie der Einsamkeitsreduktion ist, Menschen zu ermuntern, mehr soziale Kontakte zu pflegen. Alaviani et al. (2015) arbeiteten therapeutisch mit älteren Iranerinnen, die unter Einsamkeit litten. Nachdem sie die UCLA-Skala bearbeitet hatten, wurden sie an vier Sitzungen über die ungünstigen Folgen von Einsamkeit informiert, aber noch mehr darin ermutigt, in Gruppen zu wandern, Kinder und Enkel zu besuchen etc., und in der nächsten Sitzung darüber zu berichten. Im Vergleich zur Kontrollgruppe waren sie im Nachtest weniger einsam.

Freundschaften aufbauen
Inbegriff von Einsamkeit ist, keine Freunde zu haben, die sprudelnde Glücksquellen sind. Martina und Stevens (2006) entwickelten ein Programm, um Freundschaften zu optimieren, quantitativ und qualitativ. 60 ältere Frauen besuchten zwölf Lektionen, in denen sie über Freundschaft instruiert wurden, Rollenspiele absolvierten, soziale Fertigkeiten einübten. Beim letzten Test, sechs Monate später, trat zutage, dass zwei Drittel neue und enge Freundinnen gefunden hatten, in der Kontrollgruppe nur 33 %. Die Teilnehmerinnen fühlten sich seltener und weniger einsam. Eingerichtet wurden auch telefonische Freundschaftsdienste, in denen sich Personen, zumeist ehrenamtlich, bereit erklären, mit vereinsamten Menschen regelmäßig zu telefonieren, woraus viele Freundschaften aufblühten.

Gemeinsame Freizeitaktivitäten
Solche können Menschen enorm verbinden. Savikko et al. (2009) führten mit 117 vereinsamten älteren Personen eine zwölfwöchige Intervention durch. Eine erste Gruppe traf sich, angeleitet von professionellen Betreuer*innen, wöchentlich sechs Stunden lang zu gemeinsamem Frühstück und künstlerischen Tätigkeiten wie Malen. Die zweite Gruppe aß ebenfalls zusammen und trieb Sport. Die dritte praktizierte therapeutisches Schreiben über ihre Einsamkeitsgeschichte. Nach der Intervention beteuerten 95 %, sie fühlten sich weniger einsam, 86 % hatten neue Freunde, 40 % setzten die Gruppentreffen aus freien Stücken fort.

Einsamkeitsgefährdung besteht zumal dann, wenn Menschen ihre gewohnte Umgebung verlassen und in eine neue eintreten, so millionenfach in der Universität. Um diesen Übergang zu erleichtern, organisierten Mattanah et al. (2010) ein Sozialprogramm, in dem sich die Studienanfänger*innen regelmäßig treffen konnten, Informationen über den Campus und das Studium erhielten, gemeinsam aßen, feierten. Nach einem halben Jahr fühlten sich die Teilnehmer*innen weniger einsam und stärker mit dem College verbunden. Allerdings dürften solche Sozialmaßnahmen nur wenig nützen, wenn sich Personen sozial ungeschickt verhalten.

6.2.2 Weniger einsam durch Verbessern sozialer Fertigkeiten

Wer anderen Menschen nur schlecht zuhören und ihnen nicht in die Augen schauen kann, wird nicht leicht Freunde finden. Da unzureichende soziale Fertigkeiten ursächlich sind für Einsamkeit, wurden zahlreiche Interventionen für mehr soziale Geschicklichkeit entwickelt. Baberi und Bozorgi (2016) arbeiteten mit Krankenschwestern. Die Angehörigen der Experimentalgruppe nahmen an zwölf Sitzungen teil, in denen sie Anregungen für optimalere soziale Fertigkeiten erhielten: angemessener Tonfall, wie lange einer Person in die Augen schauen, aktives Zuhören, bestätigendes Kopfnicken etc. Zwischen den wöchentlichen Sitzungen sollten diese Anregungen im Alltag angewandt werden. Im Nachtest waren die Einsamkeitswerte niedriger ($M = 32$) als im Vortest ($M = 52$), und geringer als in der Kontrollgruppe. Auch stieg die Leistungsmotivation ans. Soziale Fertigkeiten verringern nicht nur Einsamkeit, sondern stärken auch den Willen, kranken Mitmenschen Gutes zu tun.

Übergänge erleichtern

Soziale Fertigkeiten sind wichtig, wenn Übergänge zu bewältigen sind, so in der Adoleszenz. Tetono et al. (2017) arbeiteten mit Jugendlichen, die schwerwiegende soziale Probleme hatten, an der Grenze zu einer Borderlinestörung standen und in der Klasse entsprechend unbeliebt und einsam waren. Nach acht Sitzungen mit sozialem Verhaltenstraining verbesserten sich ihre Interaktionen mit den Mitschüler*innen, und entsprechend minderte sich auch ihre Einsamkeit.

Auch im Kindesalter kann das Training sozialer Fertigkeiten Einsamkeit reduzieren. Eine aufwendige Interventionsstudie führten Van Vugt et al. (2013) mit 86 Kindern durch, die ängstlich, schüchtern, aggressiv und wenig empathisch waren. Sie absolvierten mit geschulten Betreuer*innen ein sechstägiges Camp, machten Rollenspiele, übten sich in Kommunikation, betrieben gemeinsam Sport und erhielten eine Stunde pro Tag sozialen Unterricht. Die soziale Ängstlichkeit schwächte sich ab, die Probleme wurden weniger, desgleichen internalisierendes Problemverhalten, insbesondere Rückzug.

Auch bei Autismus wirksam
Besonders einsamkeitsgefährdet sind Menschen mit Autismus (Abschn. 3.3.4). Gerade mit dieser Population wurden zahlreiche Interventionen zur Förderung sozialer Kompetenz durchgeführt, so von Olsson et al. (2017) mit 150 Kindern und 83 Jugendlichen. Zwölf Wochen lang nahmen sie an einem einstündigen Gruppentraining teil: Rollenspiele, Gesprächsübungen, wie auf andere Menschen zugehen etc. Hernach fühlten sie sich seltener einsam und ihre Lehrer*innen schätzten sie als sozial integrierter ein.

Interventionen zur Verbesserung sozialer Fertigkeiten können Einsamkeit reduzieren, allerdings nicht sonderlich stark. Am ehesten ist dies dann der Fall, wenn sie dazu führen, dass Einsame ihre Einstellungen anderen Menschen gegenüber verbessern.

6.2.3 Einsamkeitsfördernde soziale Kognitionen ändern

Besse et al. (2021) instruierten 70 Studierende kognitiv verhaltenstherapeutisch, einsamkeitsbegünstigende Ansichten zu modifizieren. Aus „Da muss an mir etwas falsch sein, dass ich keine Freunde habe", sollte werden: „Dass ich mich jetzt einsam fühle, bedeutet nicht, dass an mir etwas falsch ist." Der Nachtest wies die Teilnehmer*innen als weniger einsam aus.

Käll et al. (2020) entwarfen für das Internet acht einstündige Module, wie sich dysfunktionale Überzeugungen wie „niemand mag mich" verändern lassen. Der Nachtest wies die 36 Teilnehmer*innen als nur selten einsam aus, wohingegen die Kontrollgruppe die meiste Zeit einsam blieb. Damit mehr Kontakte entstehen, sei es notwendig, zuerst die Kognitionen zu verändern.

Alleinsein kann auch Positives an sich haben
Theeke und Mallow (2015) entwickelten ein Programm aus fünf Sitzungen. In der ersten tauscht sich die Kleingruppe über Zugehörigkeit aus: Wie

wichtig sie ist, wo sie erlebt wurde, warum sie sich verflüchtigte. Im Fokus der zweiten stehen Beziehungen im bisherigen Leben. In der dritten erzählen sich die Teilnehmenden, wie sie Einsamkeit erleben, und in der vierten, was sie dagegen tun. Beim abschließenden Treffen wird zwischen Einsamkeit und Alleinsein differenziert und letzteres auch positiv gewürdigt. Zwölf ältere einsame Frauen unterzogen sich dem Programm, nachdem bei ihnen auch Gesundheitswerte erhoben worden waren. Eine Kontrollgruppe wurde über erfolgreiches Altern informiert: gesundes Essen etc. Der Nachtest brachte in der Experimentalgruppe weniger Einsamkeit zutage, geringere Depressivität, stärkere Einbindung, niedrigerer Blutdruck (Theeke et al., 2016). Allein schon der Austausch über Einsamkeit in einem therapeutischen Gruppensetting kann diese nachhaltig reduzieren, physiologische Veränderungen bewirken und zu mehr sozialer Aktivität motivieren.

Alleinsein kann als sehr wohltuend erlebt werden (Teil 2 des Buches). Rodriguez et al. (2020) bildeten drei Gruppen von Studierenden, die alle einen Fragebogen zu ihrer Stimmungslage und zu Einsamkeit bearbeiteten. Hernach wurde die erste gebeten, einen kurzen Text darüber zu lesen, wie nützlich gelegentliches Alleinsein sein könne. Die zweite las darüber, dass Einsamkeit epidemisch zugenommen habe. Die dritte fungierte als Kontrollgruppe. Anschließend wurden alle gebeten, sich allein und ohne Ablenkungsmöglichkeit in einen stillen Raum zu setzen. Aus diesem zurückgekehrt, wurden die Fragebögen abermals ausgefüllt. Wer über das positive Alleinsein gelesen hatte, erzielte bei den angenehmen Affekten nur geringfügig niedrigere Werte. Aber wer sich mit Einsamkeit beschäftigt hatte, fühlte sich deutlich schlechter, ebenfalls die Kontrollgruppe. Nur schon eine kurze Neubewertung des Alleinseins bewirke, dass dieses nicht als deprimierende Einsamkeit erlebt werde.

Achtsamkeit

Zu den kognitiven Strategien zählt auch die aus dem Buddhismus stammende Achtsamkeit, die darin besteht, ganz im Hier und Jetzt zu sein und das gerade Seiende intensiv wahrzunehmen, ohne es zu bewerten. Etliche Studien bestätigen den einsamkeitsmindernden Effekt von Achtsamkeitsmeditation (Teoh et al., 2021). Eine der ersten führten Creswell et al. (2012) mit 40 älteren Personen durch, die das auf Achtsamkeit basierte Stressreduktionsprogramm nach Kabat-Zinn (2021) absolvierten. Dieses umfasst acht wöchentliche Sitzungen von zwei Stunden, in denen der Zauber des Augenblicks gewürdigt, der Körper erfahren und achtsam kommuniziert wird. Während die Teilnehmenden zuvor überwiegend einsam waren, so danach nur noch moderat. Die Messungen der Blutwerte zeigten, dass sich die Proteinmarker für Entzündungen, die bei Einsamen häufiger sind, verringerten. Achtsamkeitsmeditation entlastet die Stressachse zwischen dem Gehirn und der Nebennierenrinde und ist der physischen Gesundheit förderlich.

Meditation

Auch nur kurze Meditation schwächt Einsamkeitsgefühle. Duncan und Weissenburger (2003) motivierten Studierende, viermal täglich jeweils vier Minuten lang Atemmeditation zu praktizieren. Während der Mittelwert der UCLA-Skala zuvor bei $M = 32$ lag, so vier Wochen später bei $M = 27$. Gerade eine Tätigkeit, der Menschen allein nachgehen, konzentriert auf den eigenen Atem, kann Einsamkeitsgefühle schwächen.

> Gemäß der oft zitierten Metaanalyse von Interventionsstudien gegen Einsamkeit von Masi et al. (2011, 256) bewirken Strategien, die nachteilige Kognitionen wie „niemand mag mich" zu verändern versuchen, stärkere Effekte als das Arrangement von sozialen Kontakten oder Strategien, um soziale Fertigkeiten zu optimieren.

6.2.4 Therapeutische Interventionen gegen Einsamkeit

Reminiszenztherapie

Neben der oft eingesetzten kognitiven Verhaltenstherapie existieren weitere Verfahren der Einsamkeitsreduktion. So die Reminiszenztherapie, auch Erinnerungstherapie genannt. In dieser werden Menschen, überwiegend im höheren Alter, ermuntert, sich an Lebensereignisse zu erinnern und diese zu erzählen, sei es einem Therapeuten, sei es in einer Gruppe. Gut bewährt hat sie sich bei Demenzpatient*innen, weil ihre kognitiven Leistungsfähigkeiten angeregt werden, speziell ihr Gedächtnis, aber auch dafür, Einsamkeit zu vermindern. Chiang et al. (2010) baten 45 Personen zu einer acht Sitzungen umfassenden Reminiszenztherapie, wo sie sich in Gruppen wichtige biografische Vorkommnisse erzählten und sich über ihre Beziehungen und Stärken austauschten. Im Vergleich zur Kontrollgruppe brachte der Nachtest niedrigere Einsamkeitswerte zutage, was auch drei Monate später noch der Fall war. Auch Depressivität ging zurück, das Wohlbefinden verbesserte sich.

Narrative Therapie

Der Reminiszenztherapie steht der narrative Therapieansatz nahe. Stacey und Edwards (2013) arbeiteten mit fünf Männern. Nachdem diese die

UCLA-Skala bearbeitet hatten, erzählten sie sich in acht Sitzungen, wie sie Einsamkeit erleben – „als würdest du in die Tiefe fallen" –, was sie dagegen tun – „zu einer Familienparty einladen" – und welches ihre persönlichen Stärken sind. Die Teilnehmer erlebten die Gespräche als ausgesprochen angenehm und hilfreich und hatten bei der Nachbefragung geringere Einsamkeitswerte.

Tiergestützte Einsamkeitstherapien

Im Abendland wurden Tiere oft geringgeschätzt und von Kant (1960, XII, 407) für „vernunftlose Sachen" gehalten, „mit denen man nach Belieben walten kann". Dem steht entgegen, dass die Hälfte der Besitzer*innen eines Hundes in diesem ein Wesen sieht, das das Gegenteil von Einsamkeit ist: „Freund" (McConnell et al., 2011). Banks und Banks (2002) arbeiteten mit drei Gruppen von Bewohner*innen eines Pflegeheims. Die erste Gruppe bekam über einen Zeitraum von sechs Wochen dreimal wöchentlich Besuch von einem Hund, der von einem Tierpfleger gebracht wurde. Die Männer und Frauen streichelten ihn, führten ihn in den Garten, sprachen mit ihm. Die zweite Gruppe wurde nur einmal pro Woche vom Vierbeiner besucht, die dritte überhaupt nicht. Im Nachtest war der UCLA-Einsamkeitswert in den beiden ersten Gruppen zehn Punkte niedriger, in der dritten blieb er unverändert.

Lachen heilt

Einsamen Menschen ist nicht nach Lachen zumute. Könnte nicht regelmäßiges Lachen Einsamkeit abschwächen? Kuru et al. (2018) motivierten die 20 Bewohner*innen eines Altenheims, sich einer Lachtherapie zu unterziehen, deren gesundheitsförderlichen Effekte gut belegt sind (Mora-Ripoll, 2011). Angeleitet von einem Therapeuten lachten die Männer und Frauen über Videoclips, die die Missgeschicke anderer zeigten. Der Nachtest erbrachte mit $M = 7,2$ einen geringeren Einsamkeitswert als zuvor ($M = 17,9$). Auch reduzierte sich die Angst vor dem Tod.

6.2.5 Technologiegestützte Interventionen gegen Einsamkeit

Auch zahlreiche der in den letzten Jahrzehnten entwickelten Technologien wurden und werden herangezogen, um Einsamkeit zu mindern. Khosravi et al. (2016) präsentieren 34 experimentelle Studien, die den Effekten technischer Hilfsmittel nachspürten. Sie unterschieden Interventionen im

Bereich Kommunikationstechnologie, mit Robotern, in sozialen Medien, Fernpflege.

Kommunikationstechnologien

Eine prototypische Interventionsstudie mit moderner Kommunikations-technologie führten Cotten et al. (2013) mit 205 Senior*innen durch, die zunächst die UCLA-Skala bearbeiteten und hernach auf zwei Gruppen auf-geteilt wurden. Die Experimentalgruppe wurde instruiert, wie das Inter-net genutzt werden kann, speziell E-Mail und Skype. Im Nachtest fühlten sie sich weniger einsam, aber stärker verbunden mit ihren Kindern, Freund*innen und neuen Internetbekanntschaften. In der Kontrollgruppe blieb Einsamkeit konstant. Ältere Menschen, die einsamkeitsgefährdet sind, können, wenn kompetent instruiert, von neuen Technologien enorm profitieren.

Roboter

In Abschn. 6.2.2 wurde dargelegt, wie sehr Tiere Menschen aus Einsamkeit befreien können. Nur: Sie müssen gefüttert werden, verrichten ihr Geschäft auf den Teppich. Hygienischer seien Roboter, tierähnlich gestaltet wie der Paro, ein Seehund mit weißem Fell, großen Augen, stupsiger Nase, der kind-liche Geräusche von sich gibt. Robinson et al. (2013) arrangierten, dass 40 Senior*innen 12 Wochen lang an zwei Nachmittagen wöchentlich mit einem solchen Roboter interagieren konnten. Sie schätzen sich hernach als weniger einsam und deprimiert ein.

Soziale Medien

Auch solche können Einsamkeit reduzieren. Hutto et al. (2014) unter-suchten zwei Gruppen von älteren Personen, eine erste, die regelmäßige Facebook nutzte, zumal mit ihrer Familie und ihren Freunden, und eine zweite, die das nicht tat. Die ersteren fühlten sich weniger einsam und waren mit ihrer sozialen Rolle zufriedener, zumal dann, wenn sie das Medium aktiv nutzten. Facebook & Co können Einsamkeit mindern, diese aber auch steigern (Abschn. 3.4.1).

Pflege-TV

Eine weitere empirisch untersuchte Intervention gegen Einsamkeit speziell im Alter ist das Pflege-TV, eine Plattform, auf die gesundheitsbezogene Daten geschickt werden können, die von geschultem Personal analysiert werden, worauf Ratschläge erteilt werden. Van de Heide et al. (2012) ermöglichten 130 älteren kränklichen Personen, diese Plattform zu nutzen, wann immer sie wollten. In einem Jahr sank der Einsamkeitswert von 5,97 (bei Punktwertspanne 1–7) auf 4,02. Auch fühlten sie sich selbstsicherer und zuversichtlicher hinsichtlich ihrer Gesundheit. Technologiegestützte Interventionen reduzieren Einsamkeit in der Tat. Von den 34 Studien, die Khosravi et al. (2016) analysierten, erbrachten 70 % positive Ergebnisse.

> Einsamkeit, als „globale Gesundheitsepidemie" beklagt (Lee et al., 2020), kann gezielt abgeschwächt werden, wenn auch nicht dermaßen stark wie gewünscht. Ursächlich dafür ist, dass sie zu gut 50 % genetisch festgelegt ist und mit Persönlichkeitseigenschaften zusammenhängt, bei denen ebenfalls eine hohe Erblichkeit besteht. Programme, die mehr soziale Interaktionen ermöglichen, sind weniger wirksam als jene Strategien, die einsamkeitsbegünstigende Kognitionen zu verändern versuchen. Einsamkeit beginnt im Kopf.

6.3   Mindern Religiosität und Spiritualität Einsamkeit?

Eine der wortgeschichtlichen Deutungen von „Religion" besagt, sie sei „Rückbindung" des Menschen an etwas Umfassenderes, das üblicherweise als „Gott" bezeichnet wird. Sind religiöse Menschen besser vor Einsamkeit geschützt? Davon waren Paloutzian und Ellison (1982) überzeugt. Sie entwickelten eine Skala zu spirituellem Wohlbefinden, das aus religiösem und existenziellem Wohlbefinden zusammengesetzt sei, mit Aussagen wie: „Meine Beziehung zu Gott hilft mir, mich nicht allein zu fühlen", „Ich fühle mein Leben reich und befriedigend." Wessen spirituelles Wohlbefinden höher war, fühlte sich auch seltener allein, wobei der Zusammenhang bei den existenziellen Aussagen stärker war als bei den religiösen („Gott").

Gottesbeziehung mindert Einsamkeit
Johnson und Mullins (1989) befragten 131 Bewohner*innen eines Altersheimes und differenzierten Religiosität in eine soziale Dimension (Kirchenbesuch) und in eine individuelle (persönliches Gebet, Gottesglaube). Nur die erstere hing mit weniger Einsamkeit zusammen. Bewahrt demnach Religiosität nur dann vor Einsamkeit, wenn sie mit gemeinsamen Aktivitäten einhergeht, wie sie auch in einem Verein möglich wären? Schwab und Petersen (1990) gelangten bei 206 Hamburger*innen zu differenzierten Ergebnissen. Zwar stellten auch sie fest, dass Personen, die regelmäßig in der Pfarrgemeinde mitwirkten, weniger einsam waren. Aber auch jene, die

„glauben, dass Gott mich gern hat und sich um mich kümmert. Gott hört mir zu." Die Beziehung zu einem ewigen Göttlichen habe den Vorzug, dass sie stets aufrechterhalten werden kann, wohingegen Relationen zu Menschen auch zerbrechen. Anders verhält es sich dann, wenn Gott als strafend gefürchtet wird. Menschen mit solchen Gottesbildern fühlen sich häufiger einsam und neigen zu Neurotizismus, zu jener Persönlichkeitseigenschaft, die Einsamkeit am stärksten begünstigt (Pargament, 1997, bes. 299).

Religion als soziale Integration

William James (1979, 41), einer der Gründerväter der Psychologie, definierte in seinem Klassiker über die Vielfalt religiöser Erfahrungen Religiosität als „die Gefühle, Handlungen und Erfahrungen von einzelnen Menschen in ihrer Einsamkeit", wenn sie sich als in Beziehung zu etwas Göttlichem verstehen. Dem ist entgegenzuhalten, dass auch Religiosität stets sozial vermittelt wird und soziale Integration eine ihrer wichtigsten Funktionen ist. Rote et al. (2013) fanden bei 2165 Amerikaner*innen heraus, dass jene, die häufiger Gottesdienste besuchten, mehr soziale Unterstützung registrierten und seltener einsam waren. Aufschlussreiche Zusammenhänge untersuchte bei 1774 Amerikaner*innen Krause (2016). Regelmäßiger Gottesdienstbesuch führe zu spiritueller Unterstützung durch die Mitgläubigen. Diese erleichtere es, die Tugend der Demut zu leben. Menschen, die das Gegenteil von Narzissten sind, erhalten wahrscheinlicher Zuwendung und fühlen sich seltener einsam.

Reduziert Religiosität Einsamkeit bei Männern gleichermaßen wie bei Frauen? Eine gut gesicherte Erkenntnis der Religionspsychologie ist, dass Frauen religiöser, gläubiger und spiritueller sind. Kirkpatrick et al. (1999) befragten 184 Studierende zu Einsamkeit, Gottesbeziehung und sozialen Netzen. Nur bei den Frauen ging weniger Einsamkeit mit einem stärkeren Glauben an einen Gott einher, den sie als „warm, ansprechbar und unterstützend" verspürten, wohingegen Männer ihn vor allem instrumentalistisch wahrnahmen. Ein wohlwollendes Gottesbild sei ein Indiz für eine sichere Bindung, wie sie auch zu transzendenten Figuren aufgebaut werden kann, mit den gleichen Effekten wie Beziehungen zu Menschen aus Fleisch und Blut.

Religion als Zufluchtsort bei sozialem Ausschluss

Religiosität schützt nicht nur vor Einsamkeit, sondern kann auch zum Zufluchtsort werden, wenn Menschen in soziale Isolation geraten. Aydin et al. (2010) untersuchten, wie sich sozialer Ausschluss auf Religiosität auswirkt, indem sie 457 Türk*innen befragten. Wer Aussagen wie

„Die Menschen um mich herum mögen mich nicht" stärker beipflichtete, hielt Items wie „Religion bietet mir Trost, wenn Kummer und Unglück zuschlagen" für zutreffender. In einer zweiten Studie baten Aydin et al. (2010) die Hälfte der Teilnehmenden, sich so lebendig wie möglich daran zu erinnern, wie sie einmal ausgegrenzt wurden – etwa nicht zu einer Feier eingeladen worden zu sein –, und darüber einen kurzen Text zu schreiben. Die andere Hälfte schilderte beglückende Gemeinschaft. Anschließend bearbeiteten alle Messskalen zu Religiosität. Jene, die sich an den Ausschluss erinnert hatten, erzielten höhere Werte.

Individuelle Spiritualität mindert Einsamkeit

Die Kirchen haben in den letzten Jahrzehnten massiv an Macht, Mitgliedern und Glaubwürdigkeit verloren, speziell die katholische Kirche, nachdem ruchbar wurde, wie viele Kinder missbraucht und wie viele Täter gedeckt wurden. Doch der Rückgang an Kirchlichkeit bedeutet mitnichten, die Menschen seien umso ungläubiger geworden. Zusehends mehr Zeitgenoss*innen verstehen sich weniger als religiös, sondern als spirituell. „Spiritualität", noch vor wenigen Jahrzehnten für kirchliche Frömmigkeit stehend, erfuhr eine enorme Popularisierung und zugleich Erweiterung. Vielfach wird Spiritualität als Verbundenheit konkretisiert, wobei diese ausdifferenziert wird in eine horizontale, hin zu Kosmos, Natur und sozialer Mitwelt, und in eine vertikale, hin zu etwas Höherem, Transzendenten, traditionell Gott (Bucher, 2014).

Menschen, spirituelle Verbundenheit verspürend, mit Natur, Mitmenschen und Gott, sind nicht nur gesünder und glücklicher, sondern auch seltener einsam. Ein Naturmystiker: „Ich lag auf dem Rücken unter den Sternen und den unsichtbaren Galaxien und ließ ihre Größe in mich gehen. Ich spürte die Unermesslichkeit der Distanzen, und ich war mit allem eins, und das berührte mich zärtlich wie ein gregorianischer Choral" (Clark, 2002, 31).

Ein Mensch, dem solche spirituellen Intensiverfahrungen oft zuteilwerden, dürfte quälende Einsamkeit nicht kennen, sondern das Alleinsein positiv sehen: Als spirituelle Erfahrung. Dies leitet zum zweiten Teil dieses Buches weiter, dem freiwillig aufgesuchten Alleinsein, das zu tieferer Selbsterkenntnis, Kreativität und Verbundenheit mit uns selbst und zugleich mit anderen und anderem führen kann.

Literatur

Alaviani, M., et al. (2015). The effect of a multi-strategy program on developing social behaviors based on Pendler's Health Promotion Model to prevent loneliness. *International Journal of Community Based Nursing and Midwifery, 3*, 132–140.

Aydin, N., et al. (2010). Turning to God in the face of ostracisms: Effects of social exclusion on religiousness. *Personality and Social Psychology Bulletin, 36*, 742–753.

Baberi, F. K., & Bozorgi, Z. (2016). Examining the effectiveness of social skills training on loneliness and achievement motivation among nurses. *Review of European Studies, 8*, 167–173.

Ballantyne, A., et al. (2010). I feel less lonely': What older people say about participating in a social networking website. *Quality in Ageing and Older Adults, 11*, 25–35.

Banks, M. R., & Banks, W. A. (2002). The effects of animal-assisted therapy on loneliness in elderly population in long-term care facilities. *Journal of Gerontology: Medical Sciences, 125*(3), 1289–1304.

Besse, R., et al. (2021). Reducing loneliness: The impact of mindfulness, social cognitions, and coping. *Psychological Reports, 0*(0), 1–16.

Bucher, A. A. (2014). *Psychologie der Spiritualität. Handbuch* (2., vollständig überarbeitete Aufl.). Beltz.

Chiang, K. J., et al. (2010). The effects of reminiscence therapy on psychological well-being, depression, and loneliness among the institutionalized aged. *International Journal of Geriatric Psychiatry, 25*, 380–388.

Clark, T. W. (2002). Spirituality without faith. *The Humanist, 62*, 30–35.

Cotten, S. R., et al. (2013). Impact of internet use on loneliness and contact with others among older adults: Cross-sectional analysis. *Journal of Medical Internet Research, 15*(e39), 1–13.

Creswell, J. D., et al. (2012). Mindfulness-based stress reduction training reduces loneliness and pro-inflammatory gene expression in older adults: A small randomized controlled trial. *Brain, Behavior, and Immunity, 26*, 1095–1101.

Davis, N., et al. (2016). Establishing routines to cope with loneliness associated with widowhood: A narrative analysis. *Journal of Psychiatric and Mental Health Nursing, 23*, 532–539.

Duncan, L., & Weissenburger, D. (2003). Effects of a brief meditation program on well-being and loneliness. *TCA Journal, 31*, 4–14.

Graneheim, U. H., & Lundman, B. (2010). Experiences of loneliness among the very old: The Umea 85+ project. *Aging & Mental Health, 14*, 433–438.

Hickin, N., et al. (2021). The effectiveness of psychological interventions for loneliness: A systematic review and meta-analysis. *Clinical Psychology Review, 88* (102066), 1–14.

Hutto, C., et al. (2014). Social media gerontology: Understanding social media usage among a unique and expanding community of users. *Web Intelligence, 13,* 69–87.

James, W. (1979). *Die Vielfalt religiöser Erfahrung. Eine Studie über die menschliche Natur.* Walter.

Johnson, D. P., & Mullins, L. (1989). Religiosity and loneliness among the elderly. *Journal of Applied Gerontology, 8,* 110–131.

Kabat-Zinn, J. (2021). *Die heilende Kraft der Meditation.* Arbor.

Käll, A., et al. (2020). Internet-based cognitive therapy for loneliness: A pilot randomized controlled trial. *Behavior Therapy, 51,* 54–68.

Kant, I. (1960). *Werke in 12 Bänden,* Hrsg. von W. Weischedel. Insel.

Kharicha, K., et al. (2018). Strategies employed by older people to manage loneliness: Systematic review of qualitative studies and model development. *International Psychogeriatrics, 30,* 1767–1781.

Khosravi, P., et al. (2016). The impact of technology on older adults' social isolation. *Computers in Human Behavior, 63,* 594–603.

Kirkevold, M., et al. (2013). Facing the challenge of adapting to a life alone in old age: The influence of losses. *Journal of Advanced Nursing, 69,* 394–403.

Kirkpatrick, L. E., et al. (1999). Loneliness, social support, and perceived relationship with God. *Journal of Social and Personal Relationships, 16,* 513–522.

Krause, N. (2016). Assessing the relationship among religiousness, loneliness, and health. *Archive for the Psychology of Religion, 38,* 278–300.

Kuru, A., et al. (2018). The preliminary effects of laughter therapy on loneliness and death anxiety among older adults living in nursing homes: A nonrandomised pilot study. *International Journal of Older People Nursing, 13*(13e12206), 1–9.

Lee, C. M., et al. (2020). Increases in loneliness among young adults during the COVID-19 pandemic and association with increases in mental health problems. *Journal of Adolescent Health, 67,* 714–717.

Martina, C. M., & Stevens, N. L. (2006). Breaking the cycle of loneliness? Psychological effects of a friendship enrichment program for older women. *Ageing & Mental Health, 10,* 467–475.

Masi, C. M., et al. (2011). A meta-analysis of interventions to reduce loneliness. *Personality and Social Psychology Review, 15,* 219–266.

Mattanah, J., et al. (2010). A social support intervention to ease the college transition: Exploring main effects and moderators. *Journal of College Student Development, 51,* 93–108.

McConnell, A., et al. (2011). Friends with benefits: On the positive consequences of pet ownership. *Journal of Personality and Social Psychology, 101,* 1239–1252.

Mora-Ripoll, R. (2011). Potential health benefits of simulated laughter: A narrative review of the literature and recommendations for future research. *Complementary Therapies in Medicine, 19,* 170–177.

Olsson, N. C., et al. (2017). Social skills training for children and adolescents with Autism Spectrum Disorder: A randomized controlled trial. *Journal of the American Academy of Child & Adolescent Psychiatry, 56,* 585–592.

Paloutzian, R. F., & Ellison, C. W. (1982). Loneliness, spiritual well-being and the quality of life. In L. Peplau & D. Perlman (Hrsg.), *Loneliness: A sourcebook of current theory, research and therapy* (S. 224–237). Wiley.

Pargament, K. I. (1997). *The psychology of religion and coping. Theory, research, practice.* Guilford Press.

Poscia, A., et al. (2018). Interventions targeting loneliness and social isolation among the older people: An update systematic review. *Experimental Gerontology, 102,* 133–144.

Robinson, H., et al. (2013). The psychosocial effects of a companion robot: A randomized controlled trial. *Journal of the American Medical Directors Association, 14,* 661–667.

Rodriguez, M., et al. (2020). Reframing time spent alone: Reappraisal buffers the emotional effects of isolation. *Cognitive Therapy and Research, 44,* 1052–1067.

Rokach, A. (2001). Strategies of coping with loneliness throughout the lifespan. *Current Psychology: Developmental, Learning, Personality, Social, 20,* 3–18.

Roos, V., & Klopper, H. (2010). Older persons' experience of loneliness: A South African perspective. *Journal of Psychology in Africa, 20,* 281–289.

Rote, S., et al. (2013). Religious attendance and loneliness in later life. *The Gerontologist, 53,* 39–50.

Rotenberg, K. J. (1998). Stigmatizations of transitions in loneliness. *Journal of Social and Personal Relationships, 15,* 565–576.

Savikko, N., et al. (2009). Psychosocial group rehabilitation für lonely older people: Favourable processes and mediating factors of the intervention leading to alleviated loneliness. *International Journal of Older People Nursing, 5,* 16–24.

Schwab, R., & Petersen, K. U. (1990). Religiousness: Its relation to loneliness, neuroticism and subjective well-being. *Journal for the Scientific Study of Religion, 29,* 335–345.

Stacey, J., & Edwards, A. (2013). Resisting loneliness' dark pit: A narrative therapy approach. *Tizard Learning Disability Review, 18,* 20–27.

Sullivan, M. P., et al. (2016). Understanding and alleviating loneliness in later life: Perspectives of older people. *Quality in Ageing and Older Adults, 17,* 168–178.

Taube, E., et al. (2016). Being in a bubble: The experience of loneliness among frail older people. *Scandinavian Journal of Caring Sciences, 29,* 435–443.

Teoh, S. L., et al. (2021). Can mindfulness help to alleviate loneliness? A systematic review and meta-analysis. *Frontiers in Psychology, 12*(633319), 1–11.

Tetono, M., et al. (2017). The implementation of social skills training (SST) to improve the social skills of adolescents with peer relationship problems at school. *Advances in Social Science, Education and Humanities Research, 135,* 266–278.

Theeke, L. A., & Mallow, J. (2015). The development of LISTEN: A novel intervention for loneliness. *Open Journal of Nursing, 5,* 136–143.

Theeke, L. A., et al. (2016). Effectiveness of LISTEN on loneliness, neuroimmunological stress response, psychosocial functioning, quality of life, and physical health measures of chronic illness. *International Journal of Nursing Sciences, 3*, 242–251.

Toepoel, V. (2013). Ageing, leisure, and social connectedness: How could leisure help reduce social isolation of older people. *Social Indicators Research, 113*, 355–372.

Van de Heide, I. A., et al. (2012). Implementation of Care TV in care for the elderly: The effects on feelings of loneliness and safety and future challenges. *Technology and Disability, 24*, 283–291.

Van Vugt, E. S., et al. (2013). Evaluation of a group-based social skills training for children with problem behavior. *Children and Youth Services Review, 35*, 162–167.

Vasileiou, K., et al. (2019). Coping with loneliness: A qualitative interview study with students in the UK. *Mental Health & Prevention, 13*, 21–30.

Williams, C. Y., et al. (2021). Interventions to reduce social isolation and loneliness during COVID-19 physical distancing measures: A rapid systematic review. *PLOS ONE journal.pone, 16*(0247139), 1–28. https://doi.org/10.1371/journal.pone.0247139

Teil II

Alleinsein als Segen

7

Positives Alleinsein: Literarische Schilderungen, qualitative Studien

In diesem Kapitel erfahren Sie, welche Faktoren der Lebenswelt das Alleinsein erschweren – so die Diktatur der Extraversion – und entdecken Sie, wie sehr Literat*innen das gelegentliche bewusste Alleinsein als nützlich, befreiend und entspannend gewürdigt haben, aber auch zahlreiche Teilnehmer*innen von qualitativen Studien.

7.1 Einleitung: Was das Alleinsein erschwert

Alle Menschen haben ein tiefes Bedürfnis nach Zugehörigkeit (Baumeister & Leary, 1995). Hätten unsere Vorfahren nicht gemeinsam Wild gejagt und gemeinsam den Acker bestellt, wären wir nicht da. Wie wichtig Sozialität auch ist – zum vollen Menschsein gehört gelegentliches Alleinsein. Darunter wird üblicherweise die physische Abwesenheit von Personen verstanden (Ost Mor et al., 2021, 944). Allein sein ist jedoch auch bei der Anwesenheit anderer möglich, wenn Menschen so sehr auf sich selbst fokussiert sind, als ob diese nicht da wären. Die angemessenste Definition: Alleinsein ist die Absenz empirisch wahrnehmbarer sozialer Interaktionen, unabhängig, ob Menschen physisch allein oder mit anderen zusammen sind (Burger, 1995).

Die Fähigkeit, allein zu sein
Der Mensch, als ein seiner selbst bewusstes Wesen, sollte in dieser Weise allein sein können. Der renommierte Psychoanalytiker David Winnicott (1958, 416) hielt dies für „eines der wichtigsten Zeichen der Reife in der emotionalen Entwicklung". Denn in sich gehen und sein Inneres

A. A. Bucher, *Einsamkeit – Qual und Segen*, https://doi.org/10.1007/978-3-662-67022-4_7

ausleuchten kann der Mensch nicht, wenn er in sozialen Interaktionen unvermeidlich reagieren muss. Alleinsein sei „psychologische Ablösung von der Gesellschaft mit dem Ziel, die innere Welt des Selbst zu kultivieren" (Hollenhorst & Jones, 2001, 56).

Viele schöpferische Persönlichkeiten haben regelmäßig und oft für längere Zeit die stille Einsamkeit aufgesucht, um sich selbst zu finden und bereichert und bereichernd in die Öffentlichkeit zurückzukehren. Jesus von Nazareth begab sich 40 Tage in die Wüste und sonderte sich oft von seinen Jünger*innen ab, um zu beten (Mk 1,35; 6,46. Jahrelang allein war Buddha, bevor ihm unter dem Feigenbaum in Bodhgaya die Erleuchtung zuteil wurde. Else Lasker-Schüler (1869–1945) zog sich oft in die Stille zurück: „Ich werde jetzt immer ganz allein sein, wie der große Engel, der neben mir ging" (Lasker-Schüler, 1996, 24).

Obschon das freiwillige Alleinsein vielfältige positive Effekte zeitigt, sei dieses bisher nur „mangelhaft" erforscht worden (Ost Mor et al., 2021, 944). Die schmerzhafte Einsamkeit wurde häufiger und intensiver untersucht. Zu ihr („loneliness") liefert die Suchmaschine „Science direct" 42.347 Titel, zum Alleinsein („solitude") 8915, knapp fünfmal weniger.

Alleinsein problematisch und unethisch?

Warum vernachlässigte die Psychologie das Alleinsein, das eine milliardenfache tägliche Realität ist, verbringen doch Erwachsene im Schnitt 33 % ihrer Wachenszeit allein (Hipson et al., 2021, 1596)? Weil es problematisiert, ja pathologisiert wurde (Koch, 1994, 201–217). Ursächlich dafür ist zumal das Aristotelische Bild des Menschen als ein soziales Wesen. Wer nicht in Gemeinschaft leben könne oder dieser nicht bedürfe, sei „kein Teil des Staates, sondern ein wildes Tier oder Gott" (Aristoteles, 1971, 67, 1253 b). Auch die Bibel positionierte sich gegen das Alleinsein, sodass Adam aus seiner Rippe eine Frau zur Seite gestellt wurde (Gen 2,18). Sullivan (1983), der Schöpfer der interpersonalen Psychotherapie, hielt das Alleinsein für etwas Unnatürliches, das vermieden werden müsse, weil ansonsten Neurosen aufträten. Menschen, die gerne allein sind, seien „selbstgefällig Rebellen, die in Gefahr stehen, ihren Verstand zu verlieren und nach onanistischen Ekstasen süchtig zu werden" (Painceira, 2001, 107).

Diktatur der Extraversion

Diese Problematisierung des Alleinseins ist vor dem Hintergrund einer Gesellschaft zu sehen, die das Gesellige zelebriert, stetige Kooperation, das Extravertierte. Introvertierte werden als weniger attraktiv wahrgenommen. Dem wäre entgegenzuhalten, dass gerade sie außerordentliche Leistungen erbringen können, als Künstler*innen, Mystiker*innen etc. (Knafo, 2012). *Die Stille. Die Kraft der Introvertierten in einer Welt, die nicht aufhören kann zu schwatzen,* so der Titel eines Bestsellers von Susan Caine (2012).

Medien bedrohen die Fähigkeit zum Alleinsein
Bedroht wird das Alleinsein auch durch technologische Entwicklungen der letzten Jahrzehnte, die Spitzer (^{3}2020) als „Smartphone-Epidemie" charakterisierte. Durchschnittlich 52-mal am Tag interagieren Menschen mit ihrem Smartphone, oft in sozialen Medien (Thomas, 2019). Teenager konsumieren im Tag durchschnittlich neun Stunden Medien, speziell in sozialen Netzwerken (Common Sense Media, 2015). Wer allein in seinem Zimmer sitzt, aber auf Instagram Fotos von anderen Personen betrachtet ist nicht wirklich allein.

In seiner engagierten Streitschrift *Digitaler Minimalismus* befürchtet Cal Newport (2019, 111) den „Verlust der Einsamkeit" und konstatiert einen bei jüngeren Menschen häufiger werdenden „Zustand", „in dem wir fast überhaupt keine Zeit allein mit unseren Gedanken und frei von der Beeinflussung durch andere verbringen." Positive Effekte des Alleinseins treten nicht auf: Erholung, Kreativität, Selbsterkenntnis, Identitätsbildung. Dies ließ sich empirisch bestätigen. Thomas et al. (2021) statteten 69 Studierende mit Handcomputern aus, in die sie eintippten, ob sie mit anderen zusammen oder allein waren, und was sie jeweils taten. Wer sich, wenn alleine, chronisch in soziale Medien einloggte, war in der Bildung der Identität weniger weit.

Vorschau
Auch der zweite Teil des Buches beginnt mit literarischen Schilderungen des positiven Alleinseins (Kap. 7). Kap. 8 präsentiert die wenigen vorliegenden Messskalen für das freiwillige Alleinsein sowie mit ihnen gewonnene Erkenntnisse. Ab wann Heranwachsende bewusst allein sein können und wollen und wie dies im Lebenslauf variiert, erörtert Kapitel neun. Das abschließende Kapitel zehn belegt, empirisch gesichert, den vielfältigen Nutzen, den freigewähltes Alleinsein, von Manuso (2020) als „fruchtbare Leere" gewürdigt, bringen kann.

7.2 Literarische Schilderungen

Der Gelehrte Francesco Petrarca (1304–1374) führte ein abwechslungsreiches Leben. Er war Gesandter an Königshöfen und durchreiste Europa. Doch im Sommer 1337 kehrte er dem mondänen Avignon den Rücken und zog in das nahe gelegene Vaucluse, um dort mehrere Jahre in Abgeschiedenheit zu leben. Dort entstand, zwischen 1351 und 1353, sein Klassiker *Das einsame Leben* (Petrarca, 2004).

Frei sein von Hektik und Zwang

Petrarca (2004) stellt dies dem geschäftigen Leben des Stadtmenschen gegenüber, der früh aus dem Hause muss, von einem Termin zum anderen eilt und seine Hektik in den Schlaf mitnimmt. Anders verbringe den Tag, wer allein ist, in maßvoller Ruhe, er lasse sich ausreichend Zeit, zumal für das Essen und wandelt am Nachmittag zu einer murmelnden Quelle (70), um am Abend in einen sanften Schlaf zu fallen. Auch kann er tun, was er will: „Hingehen zu können, wohin du willst, zu sitzen, dich niederzulassen, zu reden, zu schweigen und nachzudenken, ohne dass geschäftige Menschen dich bedrängen" (Petrarca, 2004, 110).

Im Alleinsein wird Natur intensiver erlebt

Die letzten Jahre seines Lebens oft allein war Jean-Jacques Rousseau (1712–1778), als er die „Träumereien eines einsamen Spaziergängers" verfasste: „Ich werde den Rest meines Lebens allein verbringen, denn nur in mir finde ich Trost, Zuversicht und Frieden." (Rousseau, 2014, 14) Die Einsamkeit nutzte er zur „Erforschung meiner selbst", für ungestörtes Nachdenken über sein Leben und seine Stellung im Kosmos. Dabei widerfuhren ihm geradezu mystische Naturerfahrungen, die in den Menschenmassen der Städte nicht aufgetreten wären. Wenn er sich in seiner Einsamkeit selber vergessen habe, seien Ekstasen über ihn gekommen und habe er sich als eins mit der gesamten Natur und dem großen Weltsystem gefühlt, das alle Wesen miteinander verbindet (Rousseau, 2014, 124).

Alle Mystiker*innen begaben sich in freigewählte Einsamkeit. Ohnehin entstammt das Wort „Einsamkeit" der Mystik, geprägt von Meister Eckehart (1979, 61). Eindrückliche mystische Zustände hat Admiral Richard Byrd (2015) beschrieben, der den klirrenden Polarwinter 1934 in einer Wetterstation auf der Antarktis verbrachte, mutterseelenallein, monatelang, „um Wurzeln zu treiben in eine erfüllende Philosophie" (Byrd, 2015, 9). Während einem Rundgang durch die Kälte von minus 89 Grad erfuhr er Folgendes: „Ich hörte in die Stille. Und aus ihr kam ein sanfter Rhythmus, ein perfekter Akkord, die Musik der Sphäre. In diesem Augenblick fühlte ich die Einheit des Menschen mit dem Universum. … Der Mensch ist ein Teil dieses Ganzen. Es war ein überwältigendes Gefühl, das den Verstand überstieg" (Byrd, 2015, 62 f.). Hätte der Entdecker und Meteorologe diese

Erfahrung auch machen können, wenn er in diesem Winter jeden Abend in eine Bar gegangen wäre?

Die Stille des Alleinseins gewürdigt hat Friedrich Nietzsche (1954 II, 433). Zu Beginn des Zarathustra stimmte er ein Loblied an: „Du meine Heimat Einsamkeit! O selige Stille um mich! O wie aus tiefer Brust diese Stille reinen Atem holt! O wie sie horcht, diese selige Stille!"

Waldeinsamkeit

Zumal in der Romantik zog es viele Menschen in die Natur hinaus, um dort allein zu sein, ihre Schönheit in sich aufzunehmen und zugleich in sich selbst zu gehen. Populär wurde der Topos der „Waldeinsamkeit", so bei Ludwig Tieck (2015):

> *„Waldeinsamkeit*
> *Mich wieder freut,*
> *Mir geschieht kein Leid,*
> *Hier wohnt kein Neid."*

Das Motiv der Einsamkeit in solcher Umgebung, in der unsere Vorfahren leichter überlebten als auf vertrockneten Steppen, hat eine Jahrtausende lange Tradition. Die alten Inder begaben sich, wenn ihre Kinder erwachsen waren, unter die schattenspendenden Bäume des Dschungels, um dort dem Sterben entgegenzureifen. Auch christliche Einsiedler suchten die Abgeschiedenheit auf, so Nikolaus von Flüe den Ranft, von Mischwald bewachsen, vom Rauschen der Melchaa erfüllt, von steilem Gebirge überragt, um dort noch näher zu Gott zu finden.

Wirkungsmächtig beschrieben hat die Waldeinsamkeit der amerikanische Schriftsteller Henry Thoreau (1817–1862), der sich im Alter von 28 Jahren in eine selbstgebaute Blockhütte am See Walden zurückzog, zwei Jahre dort verbrachte und darüber den Klassiker „Walden oder Leben in den Wäldern" verfasste, der von Persönlichkeiten wie Leo Tolstoi und Mahatma Gandhi begeistert gelesen wurde. Er schwärmte: „Mit seltener Ungebundenheit bewege ich mich in der Natur, bin ein Teil ihrer selbst ... Innigste Übereinstimmung mit den zitternden Espen- und Pappelblättern benimmt mir fast den Atem" (Thoreau, 2009, 126). Wer in einer Gruppe durch die Landschaft wandert und dabei beständig plaudert, kann die Schönheiten der Natur niemals dermaßen nuanciert wahrnehmen.

Im Alleinsein sich selber erkennen

Den vorzüglichsten Nutzen des Alleinseins bestimmte Thoreau (2009, 258) jedoch darin, sich selbst zu erkennen. Gewiss bleibt es wahr, dass sich Menschen nur über andere erkennen können. Aber ungestört in sich gehen kann der Mensch leichter, wenn er allein ist. Thoreau (2009, 259 f.) sieht darin ein gewaltiges Unternehmen: „Was bedeutet denn Afrika oder der Westen? Ist nicht unser eigenes Innere noch ein weißer Fleck auf der Landkarte, mag es sich auch als schwarz erweisen, wenn es entdeckt wird. … Nein, sei du ein Kolumbus für neue Kontinente und Welten in dir."

Selbst Herbert Marcuse, ein geistiger Vater der bürgertumskritischen 68er-Bewegung, betonte die Notwendigkeit, sich ins Private zurückziehen. Es gäbe keine freie Gesellschaft ohne Stille und einen Bereich der Einsamkeit, in dem sich die Freiheit entfalten könne (Marcuse, 1969, 43).

Alleinsein kann Kreativität stärken

Der römische Dichter Horaz (65–8 v.Chr.) schrieb seinem Freund Rufus: „Glaubst du, dass ich in Rom Gedichte zu schreiben vermag unter so vielen Geschäften?" (aus Waser, 1989, 50). Viel leichter gelang ihm das in der stillen Einsamkeit des Aino, der an Tibur vorbeifließt, in schattenspendenden Hainen und in Grotten, die als Orte von Inspiration gewürdigt wurden. Nietzsche (1954 II, 1131) wurden intensive Inspirationen zuteil, die er als „Entzückung" erlebte, die „einen Tränenstrom auslöst … Schauer und Überrieselungen bis in die Fußzehen", wofür aber der „freie Geist" in der „tiefsten, mitternächtlichsten, mittäglichsten Einsamkeit" sein müsse, weil noch niemand anders das Neue erkannt habe (Nietzsche, 1954 II, 608).

Eindrücklich beschrieben hat das kreative Potenzial des Alleinseins ein Dichter, der oft allein war, verloren in der Großstadt Paris, viel auf Reisen: Rainer Maria Rilke (2021) in seinen *Briefen an den jungen Dichter*. Letzterer war Franz Xaver Kappus, der in seiner Jugend, bevor er sich fürs Militär entschied, Sonette verfasste und diese an Rilke schickte. Dieser schrieb zurück:

„Gehen Sie in sich. Erforschen Sie den Grund, der Sie schreiben heißt … Darum, lieber Herr, lieben Sie Ihre Einsamkeit. Denn die Ihnen nahe sind, sind fern, sagen Sie, und das zeigt, dass es anfängt, weit um Sie zu werden. Und wenn Ihre Nähe fern ist, dann ist Ihre Weite schon unter den Sternen und sehr groß; freuen Sie sich Ihres Wachstums, in das Sie ja niemanden mitnehmen können."

Im Alleinsein bei anderen sein

In einem Brief an Lou Salomé ließ Rilke (1980, 68) diese wissen, er müsse „ruhig, klar und einsam genug (sein), mich Dir zu nähern". Menschen können sich alles andere als einsam fühlen, wenn niemand um sie herum ist. Pointierter drückte dies Knafo (2012, 84) aus: „Wenn wir alleine sind, sind wir noch immer mit anderen, und wenn wir mit anderen sind, sind wir allein." Menschen, wenn sie allein sind, können intensiv an andere denken, deren Gesichter in sich entstehen lassen, ihnen Worte zuflüstern, oftmals inniger als bei deren Anwesenheit. Von daher wendet sich Knafo (2012) dagegen, das Alleinsein und die Gesellschaft mit anderen für gegensätzliche Zustände zu halten. Alleinsein und Begegnung stünden in einem beständigen Dialog.

> Viele Literat*innen haben das Alleinsein nicht nur bewusst gepflegt, sondern in diesem unvergängliche Werke geschaffen, so Miguel Cervantes den Klassiker Don Quijote im Gefängnis. Am freiwilligen Alleinsein gewürdigt wird das Freisein von Hektik, die Muße, aber auch die Freiheit zu tun, wonach gerade Lust besteht. Alleinsein öffne einen tieferen Blick für die Natur, bis hin zu mystischen Erfahrungen, aber auch den Blick nach innen in die Tiefen der Seele. Auch könne das Alleinsein Kreativität steigern. Und nicht zuletzt sei das Alleinsein dahingehend zu relativieren, dass es mehr innerlich gespürte Nähe mit anderen ermöglichen kann.

7.3 Qualitative Studien zum positiven Alleinsein

Während zu schmerzhafter Einsamkeit zahlreiche qualitative Studien vorliegen, so zum angenehmen Alleinsein nur wenige. Eine aktuelle Studie stammt von Weinstein et al. (2021), die während der Coronaepidemie 1524 Berichte sammelten, wie in den letzten drei Monaten das Alleinsein erlebt wurde. Sie ließen offen, ob dies positiv oder negativ gewesen sei und bildeten Kategorien. Die häufigste (46 %) waren persönliche Wachstumsprozesse: „Wenn ich allein bin, kann ich nachdenken, in welche Richtung mein Leben weitergehen soll." Sodann Erfahrung von Kompetenz (44 %): „Wenn ich alleine bin, tendiere ich dazu, neue Dinge zu lernen, mehr Sport, mehr Musik." Und Autonomie (39 %): „Ja, es war Freiheit für Erholung. Jene Dinge tun, die ich wollte, ohne Ablenkung." Allerdings empfanden 30 % der Befragten das Alleinsein auch als Störung ihres Wohlbefindens und als Beweis dafür, wie wichtig Sozialbeziehungen sind. Jedenfalls ist

Alleinsein keineswegs nur unangenehm und negativ, sondern kann auch schöpferisch, bereichernd und wohltuend sein.

Vielfältige Formen des Alleinseins

In einer weiteren qualitativen Studie mit 60 Erwachsenen beschrieben Weinstein et al. (2022) verschiedene Formen des Alleinseins. Zunächst als physische Separation, sei es daheim, sei es in der Natur. Sodann das öffentliche Alleinsein, wenn andere Personen zwar zugegen sind, aber ohne jedwedes soziale Engagement. Total sei das Alleinsein, wenn sich niemand in räumlicher Nähe befindet und nicht an andere Menschen gedacht wird, sondern sich Personen ganz in sich befinden. Angesichts der Tatsache, dass die Hälfte der Amerikaner*innen ihr Handy auf den Nachttisch legen, wenn sie ins Bett gehen, dürfte dieses Alleinsein vielen schwerfallen.

Long et al. (2003) ließen sich erzählen, wie Menschen das Alleinsein erleben, und bildeten neun Typen. Studierende schätzten sie bezüglich ihrer Wichtigkeit und Häufigkeit ein:

1. Alleinsein, um Probleme zu lösen, gilt als am wichtigsten, gefolgt von
2. innerem Frieden, wenn sich Menschen ruhig fühlen, frei von den Zwängen des Alltags.
3. Eine hohe Wichtigkeit hat Alleinsein auch, um sich selber besser zu erkennen.
4. Am häufigsten, aber deutlich weniger wichtig, ist Alleinsein als Ablenkung: Fernsehen, lesen, im Internet surfen.
5. Seltener ist, dass das Alleinsein neue, kreative Ideen hervorbringt, aber auch
6. Alleinsein als Anonymität, wenn Menschen sich verhalten können, wie sie gerade wollen.
7. Wenn Menschen allein sind, können sie auch intensiv an geliebte Menschen denken, sodass Alleinsein – paradoxerweise – Intimität sein könne.
8. Am seltensten schilderten die Befragten Alleinsein als Spiritualität, wenn sie sich als Teil von etwas Größerem als sie selbst erleben, sei es die Natur, sei es Gott
9. Der letzte Typ nach Long et al. (2003) ist Alleinsein als schmerzhafte Einsamkeit, erfüllt von Angst und der tiefen Sehnsucht nach Gemeinschaft.

Auch überprüften Long et al. (2003), wie diese Formen mit Persönlichkeitseigenschaften zusammenhängen. Wer im Alleinsein die Aufmerksamkeit nach innen richtet, ist emotional kreativer, sicherer gebunden, zuversichtlicher und weniger depressiv.

Wohltuende einsame Stille

Ost Mor et al. (2021) interviewten 124 Erwachsene, wie sie das Alleinsein erleben, was sie dabei tun, ob sie es auch bewusst aufsuchen. Mehrheitlich schätzen die Befragten einsame Stunden, viele aufgrund der Stille: „Ich fühle mich ruhig, wenn ich allein bin. Ein stiller Ort stärkt meine Gelassenheit." Wohl noch nie in der Menschheitsgeschichte waren stets so viele Geräusche zu hören: Flugzeuge, Autos, heulende Motorräder, permanente Musik in den Warenhäusern. Personen mit psychischen Beeinträchtigungen fühlten sich viel besser, nachdem sie stundenlang durch eine stille Landschaft gewandert waren (Schuling et al., 2018). Eine häufige Kategorie war, allein in der Natur oder auf Reisen zu sein: „Als ich allein durch Indien reiste – ich fand zu mir selber." Am Alleinsein wird auch geschätzt, Hobbies nachgehen zu können. Ost Mor et al. (2021) überprüften zusätzlich, ob ältere und jüngere Gesprächspartner*innen unterschiedliche positive Effekte des Alleinseins hervorhoben. Nur Ältere brachten dieses mit Spiritualität in Verbindung, so eine 68-Jährige: „Wenn ich allein bin, denke ich an Gott", wohingegen nur Jüngere am Alleinsein würdigten, dem Alltagsstress zu entkommen. Insgesamt: Freiwilliges Alleinsein wurde mehrheitlich als sinnvoll und stärkend gewürdigt: „Alleinsein ist wie das Aufladen meiner Seele mit Energie", so ein 63-Jähriger.

Uziel (2021) bat 1717 Männer und Frauen, zwischen 18 und 70 Jahre alt, darum, die Satzanfänge: „Wenn ich alleine bin ..." und „Wenn ich mit anderen zusammen bin ..." zu vervollständigen. Personen in Gesellschaft müssen jeweils unmittelbar auf andere reagieren und geraten leichter in stärkere Affekte, speziell Ängstlichkeit und Ärger. Wer allein ist, muss nicht befürchten, verärgert oder bedroht zu werden und kann ungehindert Freizeitaktivitäten wie Lesen, Musik hören etc. nachgehen. Alleinsein kann beruhigen und aktivieren zugleich.

Einsamkeit unangenehmer als Alleinsein

Ein nicht suggestiver empirischer Zugang zum Alleinsein besteht darin, spontane Aussagen, die Menschen dazu machen, zu analysieren. Hipson et al. (2021) kamen an mehr als 19 Mio. Tweets heran und untersuchten, von welchen Worten die Begriffe „Einsamkeit" und „Alleinsein" umgeben sind. Einsamkeit taucht gemeinsam mit stärkeren und unangenehmeren Emotionen auf: Angst, Stress, Hilflosigkeit, Traurigkeit, Langeweile. Alleinsein hingegen geht mit ruhigeren Gefühlslagen einher: Entspannt, bis hin zu schläfrig, aber auch Freude. „Je angenehmer ein Wort, desto wahrscheinlicher tritt es gleichzeitig mit Alleinsein auf, und nicht mit Einsamkeit, die grundsätzlich verschieden sind" (Hipson et al., 2021, 1601).

Fähigkeit, allein zu sein

Winnicott (1958) hatte die oft zitierte Formulierung „Fähigkeit, allein zu sein" geprägt. Aber worin besteht diese konkret? Dies untersuchte Thomas (2017), indem sie zehn Erwachsene interviewte, die regelmäßig und aus freien Stücken Einsamkeit aufsuchten. Sie arbeitete acht Kompetenzen heraus, von denen vier der Thematik „Verbindung mit dem Selbst" zugeordnet und vier als „proaktive Herangehensweise" bezeichnet wurden. Zu ersterer zählt Freiheit: „Wenn ich allein bin, kann ich immer tun, was mich interessiert, ein Buch, ein Bad nehmen." Emotionsregulation ist eine weitere Fähigkeit. Eine Gesprächspartnerin schilderte, wie sie in ihrer Einsamkeit Traurigkeit nicht verdrängt, sondern sie akzeptiert und durchlebt, um gereinigt ins soziale Leben zurückzukehren. Verbindung mit dem Selbst wird zumal durch Introspektion ermöglicht: „Was mir das Alleinsein gibt? Die Möglichkeit, in mich selbst zu schauen, wer ich eigentlich bin." Die vierte Fähigkeit besteht darin, Signale dafür wahrzunehmen, dass ein sozialer Rückzug angezeigt ist: „Wenn ich erschöpft bin, ausgelaugt und auf andere widerlich wirke, dann ins Badezimmer, und tief durchatmen."

Die erste proaktive Herangehensweise ist, sich Zeit für das Alleinsein zu nehmen, wofür es, zweitens, erforderlich sein kann, mit den Bezugspersonen darüber zu verhandeln, ob diese die Rückzüge billigen: „Ich sage dann, diesen Abend brauche ich für mich selber, und die meisten sagen: ‚Kein Problem'" (38). Achtsam sein, wie die Zeit in der Einsamkeit verbracht wird, ist die dritte Fähigkeit. Die vierte besteht darin, die Bedürfnisse nach Alleinsein und Gemeinschaft auszubalancieren, was konstitutiv ist für ein gelingendes Leben (Littmann-Ovadia, 2019): „Wie ich älter geworden, habe ich gelernt, mich noch tiefer ins Alleinsein hineinzubegeben, aber dazu hat mir das Vertrauen geholfen, immer zu anderen gehen zu können" (Thomas, 2017, 45).

Alleinsein kann Beziehungsfähigkeit stärken

Wenn Personen solche Fähigkeiten des Alleinseins kultivieren, können sie eine tiefere Beziehung zu sich selber und zugleich zu anderen eingehen: „Ich kann nicht wirklich mit anderen Menschen zusammen sein, wenn ich nicht auch allein sein kann", so eine Gesprächspartnerin von Thomas (2017, 50). Alleinsein wird nicht defizitär als Absenz sozialer Kontakte empfunden, und schon gar nicht als Leere, sondern als Fülle und als Nahrung der Seele. Alleinsein, in einer extravertierten Eventkultur als abnormal diskreditiert, sei sogar ein biologisches Bedürfnis (Buchholz, 1997) und den Gesprächs-partner*innen von Thomas (2017, 50) zufolge notwendig, um sich in der Reizüberflutung nicht selbst zu verlieren: „Du kannst nicht wissen, wer du wirklich bist, wenn du nicht auch vollständig mit dir allein sein kannst."

Allein in der Wildnis
Viele Menschen, die allein sein wollen, suchen unberührte Natur auf, deren Schönheiten viel klarer wahrgenommen werden können, wenn Sozial-kontakte nicht ablenken. Hall (2001) befragte 119 Personen, die regelmäßig durch einen Nationalpark wanderten, sei es allein oder in kleinen Gruppen. Mehrheitlich verspürten sie eine wohltuende Einsamkeit, die sie damit begründeten, niemanden oder nur wenige andere Menschen zu sehen, in der Stille zu sein und nur natürliche Geräusche zu hören, Windrauschen, Vogel-gezwitscher, und selber still zu sein.

Alleinsein: Segensreich in allen Kulturen
Wie wird Alleinsein in kollektivistischen Kulturen empfunden, in denen Gemeinschaft wichtiger ist? Iyer und Chakravarty (2020) befragten jüngere Inder*innen, wie sie das Alleinsein erleben. An diesem wurde die Stille gewürdigt, die Möglichkeit, sich in individuelle Beschäftigungen zu ver-tiefen, ganz sich selbst zu sein. Eine 24-Jährige: „Es ist mein Raum, und ich kontrolliere alles, was mich umgibt. Das gibt mir ein Gefühl, dass ich mir selber gehöre." Erwähnt wurde – wie von westlichen Befragten auch – die Möglichkeit, über sein Leben nachzudenken und emotional zur Ruhe zu kommen. Es wäre ein Zerrbild, kollektivistischen Kulturen nachzusagen, sie hätten kein Sensorium für das Alleinsein. Die japanische Sprache kennt 50 Worte für die verschiedenen Formen desselben, weit mehr als die deutsche (Koch, 1994, 158).

Qualitative Studien brachten unterschiedliche Facetten des Alleinseins zutage. Dieses kann dafür genutzt werden, individuellen Hobbies nachzugehen, über sein Leben nachzudenken, sich von sozialem Stress zu erholen, emotional zur Ruhe zu kommen, ganz sich selbst zu sein. Freiwilliges Alleinsein, in der Psychologie lange kaum in den Blick genommen, erfüllt demnach adaptive Funktionen, die in den letzten Jahren zusehends häufiger untersucht wurden, wofür es notwendig war, Messinstrumente zu entwickeln.

Literatur

Aristoteles. (1971). *Politik*. Artemis.

Baumeister, R. F., & Leary, M. R. (1995). The need to belong. Desire for interpersonal attachment as a fundamental human motivation. *Psychological Bulletin, 117*, 497–529.

Buchholz, E. (1997). *The call of solitude: Alonetime in a world of attachment*. Simon & Schuster.

Burger, J. (1995). Individual differences in preference for solitude. *Journal of Research in Personality, 29*, 85–108.

Byrd, R. (2015). *Alone. The classic polar adventure*. Palmer Press.

Cain, S. (2012). *Quiet. The power of introverts in a world that can't stop talking*. Random House.

Common Sense Media. (2015). Tweens, teens, and screens: What our new research uncovers. https://www.commonsensemedia.org/kids-action/articles/tweens-teens-and-screens-what-our-new-research-uncovers.

Eckehart, M. (1979). *Deutsche Predigten und Traktate*. Diogenes.

Hall, T. E. (2001). Hiker's perspectives on solitude and wilderness. *International Journal of Wilderness, 7*, 20–24.

Hipson, W. E., et al. (2021). Examining the language of solitude versus loneliness in tweets. *Journal of Social and Personal Relationships, 38*, 1596–1610.

Hollenhorst, S. J., & Jones, C. D. (2001). Wilderness solitude: Beyond the social-spatial perspective. In *USDA Forest Service Proceedings RMRS-P-20*, 56–61.

Iyer, A. L., & Chakravarty, S. (2020). Self-regulatory solitude: A qualitative exploration of solitude in Indian youth. https://doi.org/10.31234/osf.io/uxm97.

Knafo, D. (2012). Solitude and relatedness: A wily and complex twinship: Reply to commentaries. *Psychoanalytic Dialogues, 22*, 83–93.

Koch, P. (1994). *Solitude: A philosophical encounter*. Open Court.

Lasker-Schüler, E. (1996). *Werke und Briefe*. Jüdischer Verlag.

Long, C. R., et al. (2003). Solitude experiences: Varieties, settings, and individual differences. *Personality and Social Psychology Bulletin, 29*, 578–583.

Littman-Ovadia, H. (2019). Doing-being and relationship-solitude: A proposed model for balanced life. *Journal of Happiness Study, 20*, 1953–1971.

Manuso, V. (2020). In praise of voluntary solitude: The „fertile void" and its role in communication and relationships. *Atlantic Journal of Communication, 28*, 68–83.

Marcuse, H. (1969). *Über Revolte, Anarchismus und Einsamkeit*. Die Arche.

Newport, C. (2019). *Digitaler Minimalismus. Besser leben mit weniger Technologie*. Redline Verlag.

Nietzsche, F. (1954). *Sämtliche Werke in drei Bänden. Herausgegeben von K. Schlechta*. Hanser.

Ost Mor, S., et al. (2021). The definition and categories of positive solitude: Older and younger adults' perspectives on spending time by themselves. *The International Journal of Aging and Human Development, 93,* 943–962.

Painceira, A. (2001). The capacity to be alone. In M. Bertolino et al. (Hrsg.), *Squiggles and spaces: Revisiting the work of D.W. Winnicott* (S. 107–111). Whurr Publishers.

Petrarca. (2004). *Das einsame Leben. Über das Leben in Abgeschiedenheit. Mein Geheimnis.* Klett-Cotta.

Rilke, R. M. (1980). *Briefe.* Insel.

Rilke, R. M. (2021). *Briefe an einen jungen Dichter: Mit den Briefen von Franz Xaver Kappus.* Wallstein Verlag.

Rousseau, J. J. (2014). *Träumereien eines einsamen Spaziergängers.* Reclam.

Schuling, R., et al. (2018). Silent in nature: Factors enabling improvement in a mindful walking in nature of people with psychological symptoms. *Ecopsychology, 10.* https://doi.org/10.1089/eco.2017.0045.

Spitzer, M. (^{3}2020). *Die Smartphone-Epidemie. Gefahren für Gesundheit, Bildung und Gesellschaft.* Klett-Cotta.

Sullivan, H. S. (1983). *Die interpersonale Theorie der Psychiatrie.* Fischer.

Thomas, V. (2017). *How to be alone: An investigation of solitude skills.* Dissertation at the University of California Santa Cruz. https://www.academia.edu/42851834/How_To_Be_Alone_An_Investigation_of_Solitude_Skills.

Thomas, V. (2019). Does solitude ‚count' if you're on your phone? *Psychology Today.* https://www.psychologytoday.com/us/blog/solitude-in-social-world/201908/does-solitude-count-if-you-re-your-phone.

Thomas, V., et al. (2021). Solitude skills and the private self. *Qualitative Psychology,* 1–19. https://doi.org/10.1037/qup0000218.

Thoreau, H. D. (2009). *Walden oder Leben in den Wäldern.* Anaconda.

Tieck, L. (2015). *Waldeinsamkeit.* Edition Kindle.

Uziel, L. (2021). The language of being alone and being with others. *Social Psychology, 52,* 13–22.

Waser, C. (1989). *Einsamkeit – Stille – Natur. Quellen der Inspiration und schöpferischer Impulse.* Studien zum antiken Empfinden der Natureinsamkeit. Diplomarbeit an der Geisteswissenschaftlichen Fakultät der Universität Salzburg.

Weinstein, N., et al. (2021). What time alone offers: Narratives of solitude from adolescence to older adulthood. *Frontiers in Psychology, 12*(714518), 1–15.

Weinstein, N., et al. (2022). Definitions of solitude in everyday life. *Personality and Social Psychology Bulletin,* OnlineFirst, 1–21.

Winnicott, D. (1958). The capacity to be alone. *International Journal of Psychoanalysis, 39,* 416–420.

8

Positives Alleinsein: Messinstrumente, Ergebnisse

In diesem Kapitel können Sie anhand psychologischer Instrumente entdecken, wie ausgeprägt bei Ihnen die Vorliebe für das Alleinsein ist und warum Menschen dieses gelegentlich aufsuchen.

8.1 Vorliebe für Alleinsein: Das Instrument von Burger

Das erste Messinstrument für das freiwillige Alleinsein entwickelte Burger (1995). Er formulierte 12 gegensätzliche Fragenpaare, zwischen denen sich die Befragten entscheiden mussten:

a) Ich genieße es, um viele Menschen herum zu sein.
b) Ich genieße es, allein zu sein.
a) Wenn ich mehrere Stunden alleine zu verbringen habe, finde ich die Zeit langweilig.
b) Wenn ich mehrere Stunden alleine zu verbringen habe, finde ich die Zeit produktiv.

Burger (1995, 91) räumt selber ein, die meisten Menschen seien am liebsten bei ihresgleichen und zugleich auch gerne einmal allein, nötigte aber die Befragten gleichwohl, eine Formulierung auszuwählen. Favorisiert wurden mehr Aussagen, die das Zusammensein mit anderen beinhalten: „Ich mag Urlaub an solchen Orten, wo es viele Menschen und viele Aktivitäten gibt."

© Der/die Autor(en), exklusiv lizenziert an Springer-Verlag GmbH, DE, ein Teil von Springer Nature 2023
A. A. Bucher, *Einsamkeit – Qual und Segen*, https://doi.org/10.1007/978-3-662-67022-4_8

Sodann wollte Burger (1995) wissen, ob Menschen das Alleinsein bevorzugen, weil sie sozial ängstlich sind. Es ergab sich kein Zusammenhang. Und: Menschen können das Alleinsein schätzen und zugleich empfinden, nicht die Sozialkontakte zu haben, die sie eigentlich möchten. Personen, unter Einsamkeit leidend, können sich schützen, indem sie ihr positive Seiten abgewinnen. Erwartungsgemäß mögen Extravertierte das Alleinsein weniger. Auch ließ sich bestätigen, dass Personen mit höheren Werten auf dieser Skala häufiger allein sind.

Burger (1995) hat mit seiner Skala zur freigewählten Einsamkeit Pionierarbeit geleistet. Aber an ihr wurde kritisiert, sie erbringe keine Erkenntnisse darüber, warum Menschen zumindest gelegentlich allein sein wollen (Thomas & Azmitia, 2019).

8.2 Warum Menschen allein sein wollen

Alleinsein: Freiwillig oder erzwungen?

Das Alleinsein hängt stark davon ab, aus welchen Motiven es aufgesucht wird. Eine dafür geeignete Skala entwickelten Thomas und Azmitia (2019) in Anlehnung an die Theorie der Selbstbestimmung von Deci und Ryan (1985). Gemäß dieser wohnt dem Menschen nicht nur ein tiefes Bedürfnis nach Zugehörigkeit und Kompetenz inne, sondern auch nach Freiheit. Sie differenzierten Alleinsein danach, ob es freiwillig aufgesucht oder aufgenötigt wird. Aussagen für das erstere lauten: „Wenn ich Zeit allein verbringe, dann weil:

* Ich die Stille liebe.
* Ich mich in Aktivitäten engagieren kann, die mich wirklich interessieren."

Items für das zweite: „Wenn ich Zeit allein verbringe, dann weil:

* Ich mich bei anderen ängstlich fühle.
* Ich nicht bei mir sein kann, wenn andere um mich sind."

Die erste Teilskala hängt positiv mit Neigung zu Einsamkeit nach Burger (1995) zusammen, aber auch mit zwei Dimensionen des eudaimonistischen Glücks nach Ryff (1989): Persönliches Wachstum („Ich finde es wichtig, neue Erfahrungen zu machen, die die bisherige Sicht von mir selbst und der Welt herausfordern") und Selbstakzeptanz („Ich mag die meisten Seiten meiner Persönlichkeit"). Wer das Alleinsein aus freien Stücken aufsucht, fühlt sich nicht einsamer, ängstlicher oder deprimierter. Anders hingegen das unfreiwillige Alleinsein: Dieses deprimiert und macht ängstlich.

Eine optimale Skala für die Präferenz, allein zu sein

Die jüngste Skala zu „positiver Einsamkeit" entwickelten Palgi et al. (2021). In einem ersten Schritt ließen sie sich von 124 Personen erzählen, wie sie das freiwillige Alleinsein erleben und was dieses bewirkt, beispielsweise: „Ich kann ruhig dasitzen und nachdenken, was ich gerade so mache und was in der Vergangenheit geschehen ist" (Ost Mor et al., 2021, 948). Sodann formulierten Palgi et al. (2021) 34 Items, welche mehreren Stichproben vorgelegt wurden. Statistische Analysen führten zu neun abschließenden Items, die zwischen „sehr richtig" (5), „eher richtig" (4), „teils/teils" (3), „eher falsch" (2) und „ganz falsch" beurteilt werden konnten. Die Befragten konnten beurteilen, ob sie Zeit für sich nützen, um Zukunftspläne zu machen (1), die Umgebung zu genießen (2), in die Landschaft zu schauen (3), sich zu konzentrieren (4), hohe Aufmerksamkeit zu erreichen (5), den Geist zu klären (6), Sinn zu erfahren (7), kreativ zu sein (8) und Lebensqualität zu erfahren (9).

Werden die Werte aufaddiert, ist die geringste mögliche Summe 9, was sehr geringe Neigung zum Alleinsein bedeutet. Die höchstmögliche Summe ist 45. Die Normwerte (Palgi et al., 2021):

* 9–15: Neigung zum Alleinsein sehr gering
* 16–23: gering
* 24–31: mittelmäßig
* 32–38: ausgeprägt
* 39–45: sehr hoch

Je positiver Menschen das Alleinsein beurteilen, desto weniger einsam fühlen sie sich, desto seltenere depressive Verstimmungen, desto bessere subjektiv eingeschätzte Gesundheit.

Wer auch allein sein mag, fühlt sich besser

Während der Coronaepidemie legten Yu et al. (2022) dieses Instrument 902 Personen vor, die zwischen 18 und 80 Jahre alt waren, und maßen zusätzlich positive und negative Affekte nach Watson et al. (1998). 18 % der Befragten sind ausgesprochen ungern allein. Diese hatten bei positiven Affekten (glücklich etc.) mit M = 3,2 (bei Punktwertspanne 1–5) den geringsten Mittelwert, aber bei den unangenehmen Stimmungen (besorgt etc.) mit M = 2,7 den höchsten. Jene mit einer sehr hohen Vorliebe für das Alleinsein erreichten bei den positiven Stimmungen einen Mittelwert von 4,2 (höher), und bei den unangenehmen von 2,3 (niedriger).

Alleinsein ist stärkend und erholsam

Besonders differenziert hat die Vorliebe für das Alleinsein die Psychologin Lee (2013) untersucht. Dafür entwickelte sie ein semantisches Differenzial, in dem „Zeit für mich allein zu nehmen" zwischen „dumm" und „weise", „unnütz" und „notwendig" etc. eingeschätzt werden konnte. Das Alleinsein wurde mehrheitlich positiv gewürdigt, insbesondere als „stärkend" und „erholsam". Sodann beurteilten 395 Personen 19 Aussagen zur Einstellung zum Alleinsein, die sich auf vier Motive reduzieren ließen und in der Reihenfolge der Häufigkeit aufgelistet sind:

1. Präferenz für Nähe zu unberührter Natur: „Ich mag eine Umgebung ohne von Menschen verursachte Geräusche."
2. Tendenz zu sozialer Entflechtung: „Wenn ich allein sein will, bleibe ich immer vom Telefon, den E-Mails und vom Bildschirm fern."
3. Vorliebe für persönliche Privatheit: „Ich hätte gerne einen Zufluchtsort, den niemand anders betreten kann, ohne mich zu fragen."
4. Präferenz für physische Distanz: „Ich würde gerne in einem abgelegenen Haus außerhalb der Sichtweise anderer Menschen leben."

Die Vorliebe für das Alleinsein hänge auch davon ab, ob dieses als zulässig anerkannt wird, in einer Lebenswelt, die dazu tendiert, Introvertierte als unsozial und psychisch gefährdet zu problematisieren, erst recht (Cain, 2012). Wer Items wie: „Die meisten Menschen, die mir wichtig sind, sind der Meinung, dass Zeit für mich allein zu haben für mich wichtig ist" bejahte, bevorzugte das Alleinsein stärker. Extravertierte hielten Alleinsein für weniger positiv.

Zu wenig Zeit für mich selber

Mit der Präferenz für das Alleinsein hängt ein weiteres psychologisches Konstrukt zusammen, das von Coplan et al. (2019) als „aloneliness" bezeichnet wurde: Wenn Personen darunter leiden, nicht genug Zeit für sich allein zu haben. In einer Lebenswelt mit permanenten Events dürfte dies nicht sonderlich häufig sein. Doch Coplan et al. (2019) fanden: Mehr als die Hälfte von 643 Befragten bejahte Aussagen wie folgende: „Es wäre schön, wenn ich jeden Tag mehr Zeit für mich alleine verbringen könnte." Wer es als Belastung empfindet, zu wenig Zeit für sich zu haben, präferiert das Alleinsein stärker und erreicht höhere Werte bei Stress. Gerade eine hektische Lebenswelt mit vielen Events scheint das Verlangen nach Alleinsein zu stärken.

Auch eine der umfangreichsten Befragungen zum Alleinsein, durchgeführt mit 18.000 Personen in 134 Ländern, brachte zutage, dass das Bedürfnis nach Zeit für sich selber weit verbreitet ist (Hammond, 2016). 68 % wünschen sich mehr davon, um zu lesen, in der Natur zu verweilen, nachzusinnen etc. Männer und Frauen, wenn sie genug Zeit für sich selber haben, fühlen sich wohler. Vor allem Jüngere und stark Beschäftigte möchten häufiger allein sein.

> In den letzten Jahrzehnten intensivierten sich die Bemühungen, freiwilliges Alleinsein empirisch zu erhellen: seine Häufigkeit, die Präferenz und Motivation dafür. Es wird dann positiver gewürdigt, wenn es aus freien Stücken aufgesucht wird, aber auch dann, wenn persönlichkeitspsychologische Dispositionen vorliegen, speziell geringe Extraversion, nicht jedoch Neurotizismus, der mit der Fähigkeit zum Alleinsein sogar negativ zusammenhängt (Lin et al., 2020). Dies ist umso bedeutsamer, als in einer extravertierten Eventgesellschaft Alleinsein leicht als defizitär und tendenziell schädigend problematisiert wird.

Bevor, im nächsten Kapitel, das Alleinsein in den verschiedenen Lebensphasen erörtert wird, sind zwei weitere Phänomene und die dazu entwickelten Messinstrumente zu thematisieren, die mit diesem oft in Beziehung gesetzt werden: Der Drang hinaus in die unberührte Natur. Und die Privatheit, die ein ebenso starkes Bedürfnis sein kann wie das nach Geselligkeit.

8.3 Weitere relevante Skalen zum Alleinsein

8.3.1 Alleinsein in der Wildnis

Seit es die städtische Zivilisation gibt, kehren dieser immer wieder Aussteiger den Rücken, so in der späten Antike viele Männer, die sich als Eremiten jahrelang in die Wüste zurückzogen. Aber auch nur kurzfristig kann es ausgesprochen wohltuend sein, sich allein in unberührte Natur zu begeben, etwa durch ein stilles Bergtal zu wandern und den Wind in den Lärchen zu hören, oder durch einen Wald zu streifen, fernab von Motorenlärm und Gehupe. Menschen mit einem Hang zum Alleinsein mögen auch unberührte Natur.

Einsamkeit in der Wildnis

Diese avancierte zu einem rege bearbeiteten Forschungszweig der Öko-psychologie (Lang, 2018). Ursächlich für dieses gestiegene Interesse ist die Hektik der postmodernen Lebenswelt, die Zivilisationskrankheiten begünstigt und den Menschen von seinen natürlichen Wurzeln entfremdet. 1964 unterzeichnete US-Präsident Johnson die Wildnis-Akte, gemäß der Wildnis als ein Gebiet anzuerkennen und zu schützen ist, wo der Mensch nur ein kurzer Besucher ist. In diesem einflussreichen Dokument wird Wildnis als herausragende Möglichkeit des Alleinseins gewürdigt (Hollenhorst & Jones, 2001, 60).

Wie das Alleinsein in unberührter Natur erlebt wird, untersuchte pionier-haft der Ökopsychologe Hammitt (1982). Er entwickelte einen Fragebogen zum Rückzug in die Wildnis: „Wenn Sie alleine in der Wildnis sind, wie wichtig ist Ihnen dann … ?" 180 Studierende, die sich öfters allein in der Natur aufhielten, füllten ihn aus. Gebildet wurden vier Dimensionen:

1. Natürliche Umgebung: „Eine Umgebung ohne von Menschen gemachte Geräusche."
2. Kognitive Freiheit: „Freiheit in der Wahl deines Tuns und im Gebrauch deiner Zeit."
3. Intimität: „Eine kleine, intime Gruppe, getrennt von allen anderen."
4. Individualismus: „Du selber sein, frei von den Erwartungen der anderen."

Ruhe und Freiheit

Am wichtigsten sei natürliche Landschaft, insbesondere die Ruhe. Stille ist mehr als die Abwesenheit von Geräuschen, sondern „die Gegenwart von allem", die enorm beruhigen und heilsam sein kann (Lehmann, 2016). Mehrheitlich wichtig war auch die kognitive Freiheit, geringfügig weniger die Intimität in einem kleinen Kreis von ausgesuchten Personen, sowie der Individualismus, der auch mit dem Aussage: „Mich waschen, wann ich will", erfragt wurde. Zurückgezogenheit in der Wildnis sei mehr als Erholung, sondern Beruhigung und Anregung des Geistes zugleich, und insbesondere eine tiefe Erfahrung des Bei-sich-selber Seins (Hammitt, 1994).

Weg aus der digitalen Zivilisation

Auch der Ökopsychologe Lang (2018) entwickelte einen Fragebogen zum Alleinsein in der Wildnis, das umso notwendiger werde, je mehr sich die Abhängigkeit von den allgegenwärtigen digitalen Medien verstärke. Er legte die 23 Items 166 Amerikaner*innen vor, die regelmäßig allein aus der Zivilisation ausscherten. Alleinsein in der Wildnis wurde differenziert in zwei Dimensionen: physisch und psychisch, die ihrerseits in zwei Komponenten unterteilt wurden (Abb. 8.1):

Bezeichnende Items der vier Komponenten:

1. „Ich gehe in die Wildnis, um von Mobiltelefonen und digitalen Geräten weg zu sein."
2. „Um nicht von all den anderen Leuten beobachtet zu werden."
3. „Um darüber nachzudenken, wer ich eigentlich bin."
4. „Um von den Rollenzwängen der Gesellschaft befreit zu sein."

Am stärksten wurde der ersten Komponente zugestimmt, von Jüngeren, die mit Facebook aufwuchsen, noch mehr als von den über Fünfzigjährigen. Alleinsein in der Wildnis sei eine hervorragende Gelegenheit, sich auf sich selbst zu besinnen. „Die Wildnis ermöglicht es ihren Besuchern, ihre persönliche Zeit sie selbst zu sein, weit entfernt von den Algorithmen, Manipulationen und Forderungen des modernen, digitalen Lebens" (Lang & Borrle, 2021, 11).

Wie zutreffend es auch ist, dass eine intakte Landschaft das Alleinsein begünstigt: Häufiger allein, auch freiwillig, sind Menschen in ihrer Wohnung oder an vertrauten Orten (More, 2003). Personen, die zum Alleinsein neigen, haben nicht zwingend das Bedürfnis, in die Natur zu gehen (Lee & Scott, 2017). Doch diese kann das Alleinsein bereichern.

8.3.2 Alleinsein als Privatheit

Privatheit ist notwendig
Eine der schlimmsten Strafen, die einem Menschen auferlegt werden kann, ist, ihn völlig zu isolieren, in Einzelhaft zu stecken. Aber ebenso sehr kann

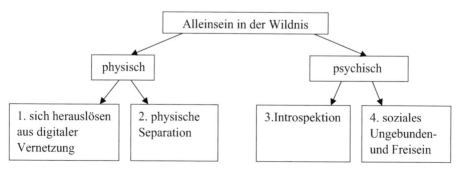

Abb. 8.1 Dimensionen des Alleinseins in der Wildnis

es zur Qual werden, wenn Menschen stets in Gesellschaft sein müssen, so in den KZs nicht nur beim Schlafen in großen Sälen, wenn stundenlang Schnarchen und Schluchzen zu hören war, sondern selbst beim Verrichten der Notdurft, weil die Klos nicht von Wänden umkleidet waren. Viktor E. Frankl, der das KZ überlebte und die Logotherapie begründete, empfand es als eine ungeheure Wohltat, neben dem Stacheldrahtzaun hinter einer Baracke des KZ-Außenlagers Türkheim fünf Minuten ungestört allein zu können (aus Koch, 1994, 17). Dem Menschen wohnt, neben dem Verlangen nach sozialer Zugehörigkeit auch das Bedürfnis nach privaten Nischen inne.

Funktionen von Privatheit

Privatheit, hergeleitet vom lateinischen „privare“: abgesondert, sowie „privatum“: Das Eigene, wurde von etlichen Forscher*innen als gleichbedeutend mit Alleinsein aufgefasst, so von Westin (1967). Er definierte Privatheit als freiwilligen und zeitlich befristeten Rückzug eines Menschen aus sozialen Zusammenhänge, der vier Funktionen erfülle: Autonomie, emotionale Beruhigung, Selbstbewertung, geschützte Kommunikation. Doch die psychologische Erforschung von Privatheit (Pedersen, 1997) brachte zutage, dass Menschen nicht zwingend allein sein müssen, um ihre Privatheit zu leben. Inbegriff dafür ist für viele die intime Beziehung, der Freundeskreis, die Familie. Wenig ist privater als der Heilige Abend, wenn die Familie um den Weihnachtsbaum sitzt und kein Fremder es wagen würde, an der Türe zu klingeln.

Messinstrumente

Die vorliegenden Messinstrumente zu Privatheit konzeptualisieren diese als ein vielgestaltiges Phänomen. Bekannt wurden die sechs Typen von Privatheit, die Pedersen (1979) durch eine Befragung von 200 Personen ermittelte:

1. Privatheit als Alleinsein: Item: „Ich liebe es, alleine zuhause zu sein, wo es ruhig ist.“
2. Reserviertheit, wenn anderen Personen distanziert und zurückhaltend begegnet wird: „Ich mag es nicht, in einem vollen Bus neben Fremden zu sitzen.“
3. Isolation, wenn bewusst physische Distanz zu anderen Menschen aufgebaut wird: „Ich wäre glücklich, wenn ich alleine in einer Hütte in den Wäldern leben würde.“

4. Anonymität, wenn Personen in Menschenmengen unerkannt bleiben wollen: „An Partys sitze ich wahrscheinlicher allein als dass ich mich in die Menge stürze."
5. Intimität in der Familie: „Ich hätte gerne ein Häuschen in den Bergen, um dort allein mit meiner Familie die Ferien zu verbringen."
6. Intimität mit Freunden: „Ich mag an meinen Freunden, dass sie mit mir mitfühlen und mich aufrichten, wenn ich niedergeschlagen bin."

Zusätzlich entwickelte Pedersen (1997) einen Fragebogen, um mehr über die psychischen Funktionen von Privatheit zu erfahren. Er fand sechs Funktionsbereiche:

1. Erholung: Items: „Ausspannen", „Zuflucht vor der Außenwelt suchen."
2. Autonomie: „Neue Verhaltensweisen ausprobieren", „essen und trinken, was ich will."
3. Kontemplation: „Meditieren und Nachdenken", „entdecken, wer ich bin."
4. Verjüngung: „Mich von schlechten sozialen Erfahrungen erholen", „mein Selbstwertgefühl regenerieren."
5. Kreativität: „Mich in schöpferischen Aktivitäten engagieren".
6. Verschleierung: „Meine schlechten Seiten vor anderen verbergen."

In den verschiedenen Formen der Privatheit sind diese Funktionen unterschiedlich stark ausgeprägt. Wenn die Befragten an das physische Alleinsein dachten, stimmten sie den Aussagen zu Kontemplation und Kreativität stärker zu; wenn an Reserviertheit, war es für sie wichtiger, Unvorteilhaftes vor anderen zu verbergen.

> Privatheit ist kein uniformer Zustand, sondern in verschiedene Formen zu differenzieren, die aber mehrheitlich psychisch positive Funktionen erfüllen, wie das freiwillig aufgesuchte Alleinsein auch.

Im Folgenden ist das Alleinsein in den Lebensphasen zu erörtern (Hoppmann & Pauly, 2022).

Literatur

Burger, J. (1995). Individual differences in preference for solitude. *Journal of Research in Personality, 29,* 85–108.

Cain, S. (2012). *Quiet. The power of introverts in a world that can't stop talking.* Random House.

Coplan, R. J., et al. (2019). Seeking more solitude: Conceptualization, assessment, and implications of aloneliness. *Personality and Individual Differences, 148,* 17–26.

Deci, E. L., & Ryan, R. M. (1985). *Intrinsic motivation and self-determination in human behavior.* Plenum.

Hammitt, W. E. (1982). Cognitive dimensions of wilderness solitude. *Environment and Behavior, 14,* 478–493.

Hammitt, W. E. (1994). The psychology and functions of wilderness solitude. In J. C. Hendee et al. (Hrsg.), *International wilderness allocation, management, and research* (S. 227–233). International Wilderness Leadership.

Hammond, C. (2016). How being alone may be the key to rest. *BBB Radio, 4.* https://www.bbc.com/news/magazine-37444982.

Hollenhorst, S. J., & Jones, C. D. (2001). Wilderness solitude: Beyond the social-spatial perspective. In *USDA forest service proceedings RMRS-P-20* (S. 56–61).

Hoppmann, C. A., & Pauly, T. (2022). A lifespan psychological perspective on solitude. *International Journal of Behavior Development, 46,* 473–480.

Koch, P. (1994). *Solitude: A philosophical encounter.* Open Court.

Lang, T. (2018). *Wilderness solitude in the 21st century.* Scholar works at University of Montana. Graduate student theses, dissertations, & professional papers.

Lang, T., & Borrle, W. T. (2021). Wilderness solitude in the 21st century: A release from digital connectivity. *Science and Research, 27*(3), 1–14.

Lee, S. (2013). *A study on exploring people's affinity for solitude.* A Dissertation at the Texas University. https://core.ac.uk/download/pdf/17050127.pdf.

Lee, S., & Scott, D. (2017). Natural environment influencing people's affinity for solitude. *Urban Forestry & Urban Greening, 21,* 235–238.

Lehmann, O. V. (2016). Something blossoms in between: Silence phenomena as bordering notions in psychology. *Integrative and Psychological and Behavioral Science, 50,* 1–13.

Lin, P. H., et al. (2020). Is it weird to enjoy solitude? Relationships of solitude capacity with personality traits and physical and mental health in junior college students. *International Journal of Environmental Research and Public Health, 17*(5060), 1–13.

More, T. A. (2003). Solitude, nature, and cities. *Proceedings for the 2003 Northeastern Recreation Research Symposium, 317,* 224–229.

Ost Mor, S., et al. (2021). The definition and categories of positive solitude: Older and younger adults' perspectives on spending time by themselves. *The International Journal of Aging and Human Development, 93,* 943–962.

Palgi, Y., et al. (2021). Positive solitude scale: Theoretical background, development and validation. *Journal of Happiness Studies, 22,* 3357–3384.

Pedersen, M. (1979). Dimensions of privacy. *Perceptual and Motor Skills, 48,* 1291–1297.

Pedersen, D. (1997). Psychological functions of privacy. *Journal of Environmental Psychology, 17,* 147–156.

Ryff, C. D. (1989). Happiness is everything, or is it? Explorations on the meaning of psychological well-being. *Journal of Personality and Social Psychology, 57,* 1069–1081.

Thomas, V., & Azmitia, M. (2019). Motivation matters: Development and validation of the motivation for solitude scale – short form. *Journal of Adolescence, 70,* 33–42.

Watson, D., et al. (1998). Development and validation of brief measures of positive and negative affect: The PANAS scales. *Journal of Social Psychology, 54,* 1063–1070.

Westin, A. F. (1967). *Privacy and freedom.* Atheneum.

Yu, Z., et al. (2022). Latent profile analysis of positive solitude during the recurrent outbreak of COVID-19. *Frontiers in Public Health, 10*(872128), 1–9.

9

Alleinsein im Lebenslauf

In diesem Kapitel können Sie sich orientieren, wie ausgeprägt die Neigung zum Alleinsein in den verschiedenen Lebensphasen ist und nachvollziehen, welchen Nutzen es in diesen zeitigen kann.

9.1 Alleinsein in der Kindheit

Von wann an können Kinder allein sein wollen? Kinder wurden hinsichtlich ihrer Einsamkeit unterschätzt. Schon Kindergartenkinder können Einsamkeit beschreiben: traurig und ausgeschlossen sein. Einsamkeit in jungen Jahren wurde rege erforscht, das freiwillige Alleinsein jedoch kaum (Galanaki, 2005, 129).

Das Montessori-Phänomen
Winnicott (1958, 417), in seinem oft zitierten Aufsatz über die Fähigkeit zum Alleinsein, beschreibt diese als Paradox: „Es ist die Erfahrung, allein zu sein, während andere anwesend sind." Dies ermögliche dem Kind, nicht auf die Stimuli anderer reagieren zu müssen, sondern es selbst zu sein. Dass schon sehr junge Kinder dazu in der Lage sind, schildert eindrücklich Montessori (1980, 165). Sie beobachtete, wie ein dreijähriges Mädchen höchst konzentriert unterschiedlich dicke Holzzylinder in die entsprechenden Löcher in einem Brett steckte und wieder herauszog, immer wieder. Das Mädchen verharrte selbst dann noch in seiner Aktivität, als das Sesselchen, auf dem es saß, verschoben wurde.

© Der/die Autor(en), exklusiv lizenziert an Springer-Verlag GmbH, DE, ein Teil von Springer Nature 2023
A. A. Bucher, *Einsamkeit – Qual und Segen,* https://doi.org/10.1007/978-3-662-67022-4_9

Schon Kleinkinder können vollständig in ihren Tätigkeiten aufgehen, alleine und ganz sie selber sein. Dies tut ihnen gut. Youngblade et al. (1999) beobachteten 68 Kindergartenkinder bei ihren Spielen und Interaktionen und fragten sie, ob sie manchmal gerne alleine seien und wie sie sich dabei fühlen: Ruhig, glücklich, gelangweilt? Kinder mit mehr Fähigkeiten allein zu sein, stellten sich als selbstständiger heraus, weniger ängstlich und feindselig. Sie verbrachten mehr Zeit allein als jene, die stets andere um sich haben müssen.

Schüchternheit und soziales Desinteresse

Warum wollen einige Kinder häufiger allein sein als andere? Mögliche Gründe sind Schüchternheit und soziales Desinteresse (Coplan & Armer, 2007). Schüchterne können sich nur schwer in soziale Interaktionen begeben, obschon sie das gerne möchten. Schüchterne Babys sind extrem ruhig, aber schnell beunruhigt durch Unerwartetes. Ihr Herzschlag beschleunigt sich schon bei leichtem Stress (Kagan et al., 1988). Dies scheint angeboren und erklärt, dass Schüchternheit eine stabile Persönlichkeitseigenschaft ist, die nicht zwingend zu gravierenden sozialen Beeinträchtigungen führt, sondern eine introvertierte Lebensweise begünstigt (Zelenski et al., 2014). Dennoch sind schüchterne Kinder benachteiligt, weil sie für sozial weniger kompetent gehalten werden. Ihre schulischen Leistungen werden weniger gut beurteilt als diejenigen von vor Selbstbewusstsein strotzenden Kindern (Hughes & Coplan, 2010).

Neben schüchternen Kindern gibt es solche, die weniger soziale Interessen haben und das Alleinsein vorziehen. Sie sind mehr an Objekten interessiert, speziell Spielzeugen, als an anderen Kindern, mit denen sie aber durchaus in Kontakt treten können, wenn sie das wollen (Coplan et al., 2015). Anders als schüchterne oder einsame Kinder leiden sie unter dem Alleinsein nicht.

Warum Kinder auch allein sein wollen

Auch Kinder können erzählen, weshalb sie manchmal gerne allein sind. Galanaki et al. (2015) sammelten solche Berichte und formulierten 45 Items, die mit „Ich mag es, allein zu sein …" begannen und von 833 Zehnjährigen beurteilt wurden. Es ergaben sich vier Faktoren, die im Folgenden in der Reihenfolge der Zustimmung aufgelistet sind:

1. Konzentrierte Tätigkeiten verrichten: „Weil ich mich leichter konzentrieren kann."
2. Selbstreflexion: „Um über meine Probleme nachzudenken."

3. Schutz der Privatsphäre: „Um etwas Geheimes zu tun, ohne dass andere mich sehen."
4. Hobbies ausüben: „Um Video- oder Computerspiele zu spielen."

Was schätzen Kinder am Alleinsein? Dies untersuchte Galanaki (2004) mit 180 Schulkindern, von denen mehr als ein Drittel angab, gelegentlich gerne allein zu sein, mit steigendem Alter häufiger. Alleinsein ermögliche Ruhe und Erholung, speziell nach Anstrengungen, aber auch Nachdenken über sich selbst und über weitere Pläne. Allein im Zimmer könne in den Tag geträumt und ungestört das getan werden, worauf Lust besteht.

Offensichtlich können Kinder, früher als traditionell angenommen, dem Alleinsein positive Seiten abgewinnen. Und dies umso leichter, je sicherer sie gebunden sind und darauf vertrauen können, jederzeit bei jemandem Zuflucht finden zu können (Dimitrijević, 2022). Gleichwohl sind sie mehrheitlich lieber mit anderen zusammen. In dieser Lebensphase ist das Alleinsein am seltensten: 17 % der freien Zeit, wohingegen dies bei Rentner*innen zu 48 % der Fall ist (Larson, 1990, 161). Häufiger allein sind Heranwachsende, wenn sie in die Adoleszenz eintreten, ihre natürliche Identität der Kindheit zurücklassen und sich der Aufgabe stellen, zu ihrer Ich-Identität zu finden, was ohne ungestörte Selbstreflexion kaum möglich ist.

9.2 Alleinsein in der Jugend

Alleinsein wird positiver

„Als Kind hasste ich es, allein zu sein. Ich fühlte mich als Verlierer", gestand eine Siebzehnjährige. „Aber jetzt bin ich gerne allein und sitze dabei nicht nur herum. Ich brauche das Alleinsein, um über vieles nachzudenken" (Freeman et al., 1986, 181). Dieses Bekenntnis ist symptomatisch für die qualitative Veränderung des Alleinseins in der Adoleszenz. Während für Kinder das Alleinsein zumeist die schmerzhafte Abwesenheit von Spielgefährt*innen ist, so für Jugendliche die Gelegenheit, ungestört in sich zu gehen. Larson (1997) stattete 483 Heranwachsende mit Handcomputern aus, in die sie in zufälligen Abständen eingaben, ob sie allein oder mit anderen zusammen waren, was sie taten, wie sie sich fühlten. Mit steigendem Alter waren sie häufiger allein, die Zehnjährigen zu 36 % ihrer freien Zeit, die Fünfzehnjährigen 50 %, mehrheitlich aus freien Stücken und unabhängig davon, ob sie ein eigenes Zimmer und wie viele Freunde und Geschwister sie hatten. Je älter die Befragten, desto angenehmere Affekte, wenn sie allein waren. Die meisten Fünfzehnjährigen fühlten sich danach besser, zumeist weil sie die Zeit produktiv nutzten. Jugendliche, zu mehr Alleinsein fähig, waren schulisch erfolgreicher und wurden von ihren Lehrer*innen als besser integriert beurteilt (Larson, 1997).

Die Suche nach sich selbst

Warum schätzen Jugendliche das Alleinsein als positiver ein ? Larson (1997) verweist auf die in der Adoleszenz geschehende Entwicklung differenzierterer kognitiver Fertigkeiten, die es erleichtern, Emotionen zu regulieren. Viele Jugendliche, wenn sie gestresst und niedergeschlagen sind, ziehen sich gerne zurück, um sich dort mit ihren Medien zu erholen (Larson, 1995). Auch gehört es zu ihren Entwicklungsaufgaben, sich von der Herkunftsfamilie zu lösen und autonomer zu werden, was durch Phasen des selbstgestalteten Alleinseins begünstigt wird. Heranwachsende, wenn allein, können an ihrer Identität arbeiten und ihre Lebenspläne schmieden, die individueller und origineller sind als bei Jugendlichen, die stets in Gesellschaft sein müssen und konventionelle Ziele wie Statussymbole anstreben (Marcoen & Goossens, 1993). Stärker bevorzugt wird das Alleinsein von Jugendlichen, die sich auf der Suche befinden und in einem Moratorium verschiedene Lebensentwürfe ausprobieren (Goossens & Marcoen, 1999).

Was tun Jugendliche, wenn sie allein sind?

Dies untersuchten Larson und Csikszentmihalyi (1978) bereits in den 1970er-Jahren mit der damals aufkommenden Erlebensstichprobenmethode, indem 25 Jungen und Mädchen eine Woche lang täglich eintippten, ob sie allein oder bei anderen waren, wie sie sich fühlten, was sie taten. Das Ausmaß an Alleinsein war sehr unterschiedlich, von mehr als 50 % der Zeit bis zu 0 %. Wenn die Jugendlichen allein waren, dachten sie häufiger freischwebend, fantasierten, dachten an die Vergangenheit zurück oder in die Zukunft voraus. Häufig ist auch die Nutzung von Medien, speziell Musik, Internet und Fernsehen, seltener Bücher oder Zeitschriften (Ruiz-Casares, 2012).

> In der Adoleszenz steigt das Bedürfnis nach Alleinsein. Bedingt ist dies durch eine zentrale Entwicklungsaufgabe dieser Lebensphase: eine tragfähige Antwort auf die Frage: „Wer bin ich?" finden. Selbstverständlich ist dafür unverzichtbar, von anderen Menschen gespiegelt zu werden. Aber ebenso sehr, auch allein sein und in sich gehen zu können, was viele Jugendliche als wohltuend und stärkend erleben. Alleinsein in der Adoleszenz sei „eine entwicklungspsychologische Notwendigkeit" (Buchholz & Catton, 1999, 204).

9.3   Alleinsein im Erwachsenenalter

Es gehört nicht zum gängigen Bild des Erwachsenenlebens, häufig allein zu sein. Gemäß Schillers Lied der Glocke müsse der Mann „hinaus ins feindliche Leben, wirken und streben", wohingegen die Frau im häuslichen Kreise herrschen solle. In der Tat wird in diesem Lebensabschnitt das Alleinsein seltener aufgesucht als in der Adoleszenz oder im höheren Alter (Larson et al., 1982). Bedingt ist dies durch Verpflichtungen wie Ehe und Partnerschaft, das Aufziehen von Kindern, die Arbeit. Gleichwohl verbringen auch in diesem Alter Menschen knapp 50 % ihrer Zeit allein, sei es im Auto beim Pendeln, allein vor dem Computer (Larson et al., 1985).

Phasen des Erwachsenenalters
Das Erwachsenenalter ist keine homogene Lebensphase, sondern wird üblicherweise differenziert in das beginnende (bis 29 Jahre) und etablierte Erwachsenenalter (bis 45 Jahre) sowie, daran anschließend, die Midlife-Phase. Verändert sich das Bedürfnis nach Alleinsein in diesen Abschnitten? Im etablierten Erwachsenenalter und in der Midlife-Phase war das Bedürfnis nach Alleinsein deutlich stärker als bei den Zwanzig- bis Dreißigjährigen, die wahrscheinlicher auf Partys gehen und Kontakte suchen (Yuan & Grühn, 2022). Berufliche und soziale Belastungen, würden dazu motivieren, sich zurückzuziehen und aufzutanken. Freiwilliges Alleinsein geht mit mehr Lebenszufriedenheit, ruhigeren Emotionen und einem stärkeren Selbstwert einher, aufgezwungenes Alleinsein hingegen mit Trübsal.

Wo befinden sich Erwachsene, wenn sie alleine sind? Lay et al. (2020) ließen 100 Kanadier*innen zwei Wochen lang mehrmals täglich eintippen, wo sie gerade waren und was sie taten. Am häufigsten zu Hause, morgens und abends häufiger als über den Tag bei der Arbeit. Mehrheitlich (86 %) ist das Alleinsein freiwillig.

Soziales Desinteresse?
Steht hinter dem Vergnügen an einsamen Tätigkeiten das Bedürfnis nach Alleinsein oder Desinteresse an sozialen Kontakten? Leary et al. (2003) unterschieden zwei konträre Dispositionen: Eine solitrope, die darin besteht, dass Menschen gerne allein sind und nur auserwählte andere an sich heranlassen. Menschen mit einer soziotropischen Orientierung hingegen wollen sich mit vielen anderen verbinden und stets in Gesellschaft sein. Leary et al. (2003) fanden, dass die Häufigkeit einsamer Tätigkeiten weniger mit einem Mangel an Soziotropie zusammenhängt, sondern mit einer stärker solitropen Haltung. Vorliebe für das Alleinsein ist demnach nicht mangelhaftes soziales Interesse.

Introversion
Gemäß einer Laientheorie begünstigt die Persönlichkeitseigenschaft Introversion das Alleinsein. Introvertierte sind zurückhaltender, weniger gesprächig, unauffälliger, häufiger in ihrem Heim. Aber sind sie, wie auch unterstellt wird, gerne allein? Nguyen et al. (2022) fanden bei 183 jungen Erwachsenen keine nennenswerten Zusammenhänge zwischen Introversion und der Vorliebe für Alleinsein. Diesbezüglich viel wirksamer ist dispositionelle Autonomie: Seine Tätigkeiten frei wählen und sich an individuell wichtigen Werten orientieren, was ein Zeichen von Reife ist und die These von Winnicott (1958) bestätigt, Alleinsein sei eine Fähigkeit und zugleich ein Ausdruck psychischer Reife.

9.4   Alleinsein im hohen Alter

Häufiger allein im Alter
Je älter Menschen werden, desto mehr Zeit verbringen sie allein. Chui et al. (2014) statteten 74 Personen, die den achtzigsten Geburtstag gefeiert hatten, mit Handcomputern aus und fanden, dass sie zu 70 % ihrer Zeit allein waren, Kinder jeweils nur zu 17 % (Larson, 1990). Alleinsein im Alter kann desaströse Folgen haben (Chen & Liu, 2022), aber auch als positiv, vor allem als beruhigend und entspannend erlebt werden. Ältere Personen schätzten 43 % jener Zeit, in der sie alleine waren, als sehr angenehm ein: Frei von sozialen Zwängen, nicht auf andere reagieren müssen, tief durchatmen, den Augenblick genießen, tun, wonach gerade Lust verspürt wird (Lay et al., 2018). Toyoshima und Sato (2019) befragten in Japan 1500 Personen, 500 im jüngeren und ebenso viele im mittleren sowie höheren Erwachsenenalter (älter als 70) und fanden, dass letztere nicht nur mehr Zeit allein verbrachten, sondern diesem auch Positives abgewinnen konnten, wohingegen bei den Jüngeren, wenn sie allein waren, belastende Emotionen häufiger waren. Ältere Personen würden zusehends darauf verzichten, dem Alleinsein mit primärer Kontrolle zu begegnen, indem sie soziale Kontakte suchen, sondern vermehrt mit sekundärer Kontrolle, indem sie ihre Situation – etwa verwitwet sein – akzeptieren, sich dieser anpassen und das Alleinsein neu, und zwar positiver bewerten.

Die Freuden des freiwilligen Alleinseins
Wie erleben ältere Personen das positive Alleinsein (Ost Mor et al., 2021)? Alleinsein kann angenehm und beruhigend sein: „An den Abenden setze ich mich allein auf die Veranda, schaue in die prächtige Landschaft, und

das beruhigt mich", so ein 75-Jähriger. Es ermöglicht, den Steckenpferden nachzugehen: „Ein Buch oder die Zeitung lesen, während ich meine Füße auf den Kaffeetisch strecke." Geschätzt wird die Stille: „Wenn meine Enkel kommen, dann ist das zwar schön, aber sie machen so viel Lärm. Wenn sie weg sind, lege ich mich nieder und genieße die Stille." Und nicht zuletzt können Menschen, wenn sie alleine sind, ihre Spiritualität pflegen: „Ich bete zu Gott und fühle mich mit ihm sehr verbunden. Ich bete, dass er mich vor dem Sterben nicht leiden lässt und mich friedlich zu sich nehmen wird."

Bezüglich des Alleinseins bestehen im Alter gendertypische Differenzen. Barrenetxea et al. (2021) befragten 16.943 ältere Einwohner*innen in Singapur zu ihrer Lebenssituation, Gesundheit und psychischem Befinden. Frauen tun sich mit dem Alleinsein leichter, obschon sie sich häufiger damit abfinden müssen, Witwe zu werden. Wenn Frauen alleine sind, werden sie weniger von schmerzenden Affekten gequält (Chui et al., 2014).

Religionen, die das Alleinsein favorisieren

Nebst dem Geschlecht wirken sich auch Kultur und Religion auf die Einschätzung des Alleinseins aus. Betagte Hongkonger*innen waren, wenn allein, weniger bedrückt und heiterer gestimmt als Kanadier*innen (Da Jiang et al., 2019). Ursächlich dafür sei, dass das meditative In-sich-Gehen im Osten einen höheren Stellenwert habe als im Westen, wo bevorzugt Anlässe aufgesucht werden, die ein hohes Erregungspotenzial haben, etwa Partys.

Die dritte Periode im Leben

In seinem zu Recht oft zitierten Buch über das Alleinsein beschreibt Storr (1988, 168–184) eine „dritte Periode" im Leben. Sie ist dadurch geprägt, dass Menschen weniger Interesse an sozialen Beziehungen zeigen, auch und gerade sexuellen, dass sie lieber alleine sind und angesichts des nahenden Todes das Wesentliche im Leben bedenken. Der Autor verdeutlicht dies an Komponist*innen, die in dieser Phase in die Tiefe der eigenen Seele blicken, zu Neuem vorstoßen und sich wenig darum kümmern, ob andere ihnen noch folgen und sie verstehen können. Johann Sebastian Bach komponierte die revolutionäre Kunst der Fuge, während er oft alleine war und kurz vor seinem Tod. Ludwig van Beethoven redete in seinen letzten Monaten tagelang mit niemandem, aber komponierte die fünf letzten Quartette, die die Standards dieser musikalischen Gattung sprengten. Hätten solche Künstler*innen ein primär geselliges Leben geführt, wären ihre Werke nicht entstanden (ausführlicher Abschn. 10.1).

Das Älterwerden bringt unvermeidlich mit sich, dass Betagte häufiger allein sind. Auch wenn Einsamkeit schmerzhaft erlebt werden und die Gesundheit schädigen kann, kommen viele ältere Mitmenschen damit gut zurecht, Frauen tendenziell besser als Männer. Eine besonders hilfreiche Strategie ist sekundäre Kontrolle: Nicht mehr die äußeren Lebensumstände zu verändern versuchen, sondern sich diesen anpassen und dem Alleinsein positive Aspekte abgewinnen, auf die das folgenden Kapitel ausführlicher eingeht.

Literatur

Barrenetxea, J., et al. (2021). Social disconnection and living arrangements among older adults: The Singapore Chinese health study. *Gerontology, 1–9,* 330–338.

Buchholz, E. S., & Catton, R. (1999). Adolescents' perceptions of aloneness and loneliness. *Adolescence, 34,* 203–214.

Chen, X., & Liu, X. (2022). How solitude relates to well-being in old age: A review of inter-individual differences. *Scandinavian Journal of Psychology, 64,* 30–39.

Chui, H., et al. (2014). Social partners and momentary affect in the oldest-old: The presence of others benefits affect depending on who we are and who we are with. *Developmental Psychology, 50,* 728–740.

Coplan, R. J., & Armer, M. (2007). A ,multitude' of solitude: A closer look at social withdrawal and nonsocial play in early childhood. *Child Development Perspectives, 1,* 26–32.

Coplan, R. J., et al. (2015). When one is company and two is a crowd: Why some children prefer solitude. *Child Development Perspectives, 9,* 133–137.

Da Jiang, H., et al. (2019). Everyday solitude, affective experiences, and well-being in old age: The role of culture versus immigration. *Aging & Mental Health, 23,* 1095–1104.

Dimitrijević, A. (2022). Loneliness and insecure attachment. In A. Dimitrijević & M. B. Buchholz (Hrsg.), *From the abyss of loneliness to the bliss of solitude. Cultural, social and psychoanalytic perspectives* (S. 185–200). Phoenix Publishing House.

Freeman, M., et al. (1986). Adolescence and its recollection: Toward an interpretative model of development. *In Merill-Palme Quarterly, 32,* 167–185.

Galanaki, E. (2004). Are children able to distinguish among the concepts of aloneness, loneliness, and solitude? *International Journal of Behavioral Development, 28,* 435–443.

Galanaki, E. (2005). Solitude in the school. A neglected facet on children's development and education. *Childhood Education, 81,* 128–132.

Galanaki, E., et al. (2015). Evaluating voluntary aloneness in childhood: Initial validation of the children's solitude scale. *European Journal of Developmental Psychology, 12,* 688–700.

Goossens, L., & Marcoen, A. (1999). Adolescent loneliness, self-reflection, and identity: From individual differences to developmental processes. In K. J. Rotenberg & S. Hymel (Hrsg.), *Loneliness in childhood and adolescence* (S. 225–243). Cambridge University Press.

Hughes, K., & Coplan, R. J. (2010). Exploring the processes linking shyness and academic achievement in childhood. *School Psychology Quarterly, 25,* 213–222.

Kagan, J., et al. (1988). Biological bases of childhood shyness. *Science, 240,* 167–171.

Larson, R. W. (1990). The solitary side of life: An examination of the time people spends alone from childhood to old age. *Developmental Review, 10,* 155–183.

Larson, R. W. (1995). Secrets in the bedroom. Adolescents' private use of media. *Journal of Youth and Adolescence, 24,* 535–550.

Larson, R. W. (1997). The emergence of solitude as a constructive domain of experience in early adolescence. *Child Development, 68,* 80–93.

Larson, R. W., & Csikszentmihalyi, M. (1978). Experiential correlates of time alone in adolescence. *Journal of Personality, 46,* 677–693.

Larson, R. W., et al. (1982). Time alone in daily experience: Loneliness or renewal? In A. Peplau & D. Perlman (Hrsg.), *Loneliness. A sourcebook of current theory, research, and therapy* (S. 40–53). Wiley-Interscience.

Larson, R. W., et al. (1985). Being alone versus being with people: Disengagement in the daily experience of older adults. *Journal of Gerontology, 40,* 375–381.

Lay, J., et al. (2018). By myself and liking it? Predictors of distinct types of solitude experiences in daily life. *Journal of Personality, 87,* 633–647.

Lay, J., et al. (2020). Choosing solitude: Age differences in situational and affective correlates of solitude seeking in midlife and older adulthood. *Journal of Gerontology: Psychological Sciences, 75,* 483–493.

Leary, M. R., et al. (2003). Finding pleasure in solitary activities: Desire for aloneness or disinterest in social contact? *Personality and Individual Differences, 35,* 59–68.

Marcoen, A., & Goossens, L. (1993). Loneliness, attitudes towards aloneness, and solitude: Age differences and developmental significance during adolescence. In S. Jackson & H. Rodriguez-Tome (Hrsg.), *Adolescence and its social worlds* (S. 197–227). Erlbaum.

Montessori, M. (1980). *Kinder sind anders.* Ullstein.

Nguyen, T. V., et al. (2022). Who enjoys solitude? Autonomous functioning (but not introversion) predicts self-determined motivation (but not preference) for solitude. *PLOS ONE.* https://journals.plos.org/plosone/article?id=10.1371/journal.pone.0267185.

Ost Mor, S., et al. (2021). The definition and categories of positive solitude: Older and younger adults' perspectives on spending time by themselves. *The International Journal of Aging and Human Development, 93,* 943–962.

Ruiz-Casares, M. (2012). „When it's just me at home, it hits me that I'm completely alone": An online survey of adolescents in self-care. *The Journal of Psychology, 146,* 135–153.

Storr, A. (1988). *Solitude. A return to the self.* Free Press.

Toyoshima, A., & Sato, S. (2019). Examination of the effect of preference for solitude on subjective well-being and developmental change. *Journal of Adult Development, 26,* 139–148.

Winnicott, D. (1958). The capacity to be alone. *International Journal of Psychoanalysis, 39,* 416–420.

Youngblade, L. M., et al. (1999). Connections among loneliness, the ability to be alone, and peer relationships in young children. In K. J. Rotenberg & S. Hymel (Hrsg.), *Loneliness in childhood and adolescence* (S. 135–152). Cambridge University Press.

Yuan, J., & Grühn, D. (2022). Preferences and motivations for solitude in established adulthood: Antecedents, consequences, and adult phase differences. *Journal of Adult Development, 30,* 64–77.

Zelenski, J., et al. (2014). Introversion, solitude, and subjective well-being. In R. J. Kaplan & J. C. Bowker (Hrsg.), *The handbook of solitude* (S. 184–201). Wiley-Blackwell.

10

Vielfältiger Nutzen des Alleinseins

In diesem Kapitel orientieren Sie sich, wie sehr freigewähltes Alleinsein nützlich sein kann: für das Ausleben von Freiheit, die Entfaltung von Kreativität (Abschn. 10.1), die Beruhigung starker Emotionen, Schutz vor Stress (Abschn. 10.2), die Entwicklung der Persönlichkeit (Abschn. 10.3), Vertiefung von Spiritualität (Abschn. 10.4).

10.1 Alleinsein ermöglicht Freiheit und begünstigt Kreativität

Zahlreiche Teilnehmer*innen von qualitativen Studien zum Alleinsein würdigten an diesem, es ermögliche, Freiheit auszuleben: „Ich finde Zeit für mich allein gut, weil ich dann die Dinge tun kann, die ich mag" (Weinstein et al., 2021, 6). Freeman (2017) motivierte britische Studierende, mehrere Tage allein durch die Wildnis zu wandern und befragte sie vor und nach dem Trip. An diesem schätzten sie vor allem Freiheit. Eine Studentin: „In der Wildnis musste ich keine Maske tragen. Ich konnte ich sein und musste mich nicht kümmern, wie meine Haare und meine Kleider ausschauen." Das ging mit mehr Vertrauen in eigene Fähigkeiten einher.

Freiheit

Wie entscheidend Freiheit für das Erleben von Alleinsein ist, belegten Tse et al. (2022). Die Männer und Frauen (N = 283) konnten in ihre Smartphones eintippen, was sie taten, ob „Ich wollte es" oder „Ich musste es" zutraf, ob alleine oder neben anderen Personen ausgeübt. Gemeinsame

A. A. Bucher, *Einsamkeit – Qual und Segen*, https://doi.org/10.1007/978-3-662-67022-4_10

Aktivitäten wurden zwar als beglückender und sinnvoller erlebt als solitäres Handeln (54 % aller Fälle). Aber: Wenn letzteres selbstgewählt war (37 %), fühlten sich die Männer und Frauen besser als bei aufgezwungenen Aktivitäten. Auch waren sie dabei energiegeladener, kreativer, ausgeglichener und zugleich engagiert.

Wie sehr andere Personen Freiheit einschränken können, belegte in raffinierten Experimenten der Sozialpsychologe Solomon Asch (1955) schon vor Jahrzehnten. Er bildete Gruppen von acht Personen, wobei sieben davon eingeweiht waren, sodass jeweils nur ein Mann bzw. eine Frau faktische Versuchsperson war. Hernach wurden ihnen auf einem Blatt Papier drei unterschiedliche Linien gezeigt, deren Länge sie sich einprägen sollten (siehe Abb. 10.1 und 10.2):

Anschließend wurde den Personen ein weiteres Blatt mit nur einer Linie vorgelegt und wurden sie gefragt, welche der drei anderen Linien gleich lang wie diese sei. Die richtige Lösung ist A. Wenn die ins Experiment Eingeweihten jedoch B oder C sagten, erhöhte sich die Wahrscheinlichkeit um 40 %, dass auch die Versuchsperson so antwortete. Wenn die anderen keine falschen Antworten gaben, urteilten die Versuchspersonen zu 100 % richtig. Auch in einer Gesellschaft, die Individualität hochschätzt, herrsche viel Konformität (Asch, 1955, 34).

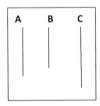

Abb. 10.1   Materialien für den Test von Asch 1:3 Linien

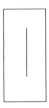

Abb. 10.2   Materialien für den Test von Asch 2:1 zu bestimmende Linie

Innere Freiheit

Alleinsein ermöglicht auch innere Freiheit. Ein Teilnehmer der Studie von Weinstein et al. (2022, 8): „In der mentalen Welt bist du frei, virtuell alles zu tun, was du willst. Du kannst sogar Supermann sein, wenn du das magst." Von daher wird verständlich, dass Alleinsein Kreativität begünstigt, die darin besteht, Neues zu schaffen, das von Nutzen ist (Dresler & Baudson, 2008). Sie wird geschwächt, wenn Menschen Zwängen unterworfen sind, sei es äußeren, exemplarisch Zensur, sei es inneren, etwa bei Süchten, Traumen (Sagiv et al., 2009).

Kreative Menschen oft allein

Viele schöpferische Persönlichkeiten waren oft allein (Überblick: Storr, 1988; Long & Averill, 2003). Isaac Newton (1642–1726) kam 1661 ans Trinity College in Cambridge, lebte dort wie ein Einsiedler, pflegte nur die nötigsten Kontakte und ging keine engeren Beziehungen ein. Aber in dieser Zurückgezogenheit kombinierte er die Erkenntnisse Keplers zu den Planetenbahnen und Galileis Einsichten zu fallenden Körpern zur Gravitationstheorie. Hinter Newtons Hang zur Einsamkeit wird tiefes Misstrauen vermutet, das aus seiner Kindheit stammt, wurde er doch als Dreijähriger von seiner Mutter, nachdem sie wieder geheiratet hatte, zur Großmutter weggegeben (Storr, 1988, 164). Beatrix Potter (1866–1943), eine der bekanntesten Kinderbuchautorinnen – die Geschichte von Peter Hase – wurde als Kind von ihren Eltern von der Umwelt abgeschirmt. Sie war die meiste Zeit allein, begann aber ihre Einsamkeit mit Fantasieren zu erfüllen, die sie auch zeichnete, darin eine großartige Meisterschaft entwickelnd (Storr, 1988, 108 f.). Marie Curie, die Entdeckerin der Radioaktivität, verbrachte viel Zeit allein in ihrem Labor. Albert Einstein (1879–1955), der mit seiner Relativitätstheorie das Weltbild revolutionierte, sagte im fortgeschrittenen Alter: „Ich lebe in jener Einsamkeit, die schmerzhaft ist in der Jugend, aber köstlich in den Jahren der Reife" (aus Averill & Sundararajan 2014, 94). Dass das Alleinsein Kreativität fördern kann, war auch die tiefe Überzeugung von Stephen Wozniak, ein Computergenie, der mit Steve Jobs das Unternehmen Apple gründete. Die meisten innovativen Ingenieure seien wie er gewesen, scheu, oft allein. Die meisten waren wie Künstler … Mein Rat: Arbeite alleine, nicht in einem Team! (aus Cain, 2012, 73). Und der begnadete Komponist Wolfgang Amadeus Mozart bekannte, seine Gedanken seien am besten und reichlichsten geflossen, wenn er ganz allein und ganz er selbst gewesen sei, etwa bei einem Spaziergang nach dem Essen oder in der Nacht, wenn er nicht schlafen konnte (aus Babauta, 2020).

Kreativität

Zusammenhänge zwischen Alleinsein und Kreativität sind nicht nur an vielen Biografien schöpferischer Menschen zu ersehen, sondern wurden auch quantitativ nachgewiesen. Bowker et al. (2017) erhoben bei 295 Personen Schüchternheit, Abneigung gegen Sozialkontakte, Vorliebe für das Alleinsein. Wer das gelegentliche Alleinsein präferierte, wies bei einer Kreativitätsskala – Items wie: „Ich habe eine lebendige Einbildungskraft" – höhere Werte auf, Schüchterne und Personen mit sozialer Abneigung niedrigere.

Einsame Tätigkeit effizient

Gewiss kann es enorm kreativ sein, wenn in einem Team Männer und Frauen Ideen zusammentragen. Zumal in den USA wird das Gruppendenken hoch gelobt und in den Schulen das kooperative Lernen favorisiert. Aber Kollaboration sei zu einer Ideologie geworden, die dazu geführt habe, Großraumbüros mit vielen Arbeitsplätzen zu errichten (Cain, 2012, 76 f.). Berufliche und künstlerische Exzellenz könne auch durch einsame Praxis erreicht werden, oft sogar effizienter. Bekannt wurde die Studie von Ericsson et al. (1993), welche untersuchten, worauf die Brillanz von Violinespieler*innen zurückzuführen ist. Sie bildeten zwei Gruppen: Hervorragende und gute Violinist*innen, die gefragt wurden, wie wichtig für ihr Können das einsame Üben sei, das gemeinsame Spiel im Orchester, Anregungen durch ihre Lehrer*innen. Beide Gruppen beteuerten, sie hätten am meisten durch das individuelle Üben gelernt. Die brillanten Musiker übten doppelt so lange wie die guten Spieler*innen. Auch Schachspieler*innen lernen am meisten durch individuelles Selbststudium, in welchem sie sich an die Grenzen ihres Könnens herantasten können, und weniger von der Turnierpraxis, in der auch Partien mit schwächeren Gegnern zu bestreiten sind (Charness et al., 2005).

Brainstorming

Kreativität konkretisiert sich auch in Brainstorming, wenn zu einem Problem alle möglichen Ideen gesammelt, verglichen und auf ihre Umsetzbarkeit hin geprüft werden. Ist dieses effizienter, wenn jemand allein am Pult sitzt oder wenn sich mehrere Personen mitteilen, was ihnen gerade einfällt? Dies wurde seit der bahnbrechenden Studie von Taylor et al. (1958) mehrfach untersucht, in welcher Vierergruppen sowie Einzelpersonen ein Brainstorming zu drei Problemen durchführten, unter anderem, wie mehr Touristen aus Europa in die USA gelockt werden könnten. Die Vierergruppen fanden weniger Ideen, die zudem weniger überzeugten als diejenigen von Personen, die alleine nachdachten. Aber warum? In einer Gruppe sei es wahrscheinlicher, dass die Angehörigen originelle Ideen aus Furcht vor Kritik zurückhalten.

Flow

Eine weitere mögliche Erklärung bietet Csikszentmihalyi (2014) an, Autor des beflügelnden Buches „Flow und Kreativität". Flow besteht darin, ganz mit seiner Tätigkeit zu verschmelzen, als ob es nichts anderes gäbe, und dabei die Zeit zu vergessen. Einstein saß tagelang allein und in den gleichen Kleidern am Küchentisch seiner kleinen Berner Wohnung und verfasste die Relativitätstheorie (Csikszentmihalyi, 2014, 491). Im Flow wird die gesamte Aufmerksamkeit auf einen Sachverhalt bzw. auf eine Tätigkeit gerichtet, sodass keinerlei Ablenkung erfolgt und alle geistigen Ressourcen darauf gerichtet werden können.

Tagträumen

Eine Form der Kreativität ist das Tagträumen (Thompson, 2021), wenn sich eine Person imaginär an einen weißen Strand in Kuba versetzt, einen Tequila trinkt und die Brise spürt, während sie faktisch im grellen Neonlicht der vollgefüllten U-Bahn steht. Tagträumen ist überall möglich, dem Menschen eigentümlich und häufig: 47 % der wachen Zeit wandere der Geist träumerisch umher (McMillan et al., 2013, 3). Begünstigt wird es, wenn Menschen allein sind, keine starken Stimuli auf sie wirken und sie nicht von Tätigkeiten absorbiert sind, die Konzentration erfordern. Noch in den 1970er-Jahren neigten Psycholog*innen dazu, bei Fantasie und Tagträumen an Pathologisches zu denken (McMillan et al., 2013, 2). Doch seit den bahnbrechenden Studien von Singer (1966) ist das Renommee von Tagträumen gestiegen und gilt es nicht mehr als bloße Zeitverschwendung, sondern als potenziell kreativer Prozess.

Tagträumen gibt es in unterschiedlichen Formen. Schon Singer (1966) beschrieb drei:

1. Schuldbeladenes Tagträumen, charakterisiert durch zwanghafte, quälende Imaginationen, etwa über peinliche Fehler, die man gemacht hat. Dieses ist häufiger, wenn Personen zu Neurotizismus neigen.
2. Geringe Kontrolle der Aufmerksamkeit, wenn Personen leicht von anderen Gedanken abgelenkt werden. Dieser Stil ist häufiger, wenn die Persönlichkeitseigenschaft Gewissenhaftigkeit wenig ausgeprägt ist.
3. Das positiv konstruktive Tagträumen, wenn spielerische, lustvolle und schöpferische Ideen imaginiert werden. Hier bestehen positive Zusammenhänge mit Offenheit für neue Erfahrungen, eine wichtige Komponente von Kreativität.

Bezüglich Kreativität relevant sind die Inhalte der Tagträume. Es macht einen Unterschied, ob imaginiert wird, zu flirten, oder ob sich ein Musikstudent nach einer Stunde am Klavier vorstellt, alsbald vor großem Publikum aufzutreten. Zedelius et al. (2020) befragten 145 Studierende zu ihren Tagträumen. Anschließend ordneten sie diese sechs Kategorien zu: Planend („Ich dachte an Dinge, die ich in ein paar Tagen unternehme"), angenehm („Der Tagtraum erfüllte mich mit glücklichen Gefühlen"), sinnvoll („Ich träume etwas, das für mich von hohem Wert ist"), nicht gewahr („Es war mir gar nicht bewusst, dass ich vor mich her geträumt habe") sexuell und fantastisch („Ich träumte etwas Übernatürliches"). Anschließend bearbeiteten die Studierenden Kreativitätstest und schrieben eine Fantasiegeschichte. Personen, die häufiger sinnvolle, fantastische und zielgerichtete Tagträume erleben, stellten sich als kreativer heraus. Vergnügliche und sexuelle Tagträume hingegen fördern Kreativität nicht.

Warum können Tagträume Kreativität bereichern? Die Psychoanalyse erklärte dies damit, im Tagtraum sei die Zensur schwächer, sodass ansonsten unterdrückte Vorstellungen, etwa erotische, leichter ins Bewusstsein eintreten (Freud, 1969, 115). Auch die kognitiven Psychologen Zedelius und Schooler (2016) sprechen von teils unbewussten Assoziationen, die wahrscheinlicher werden, wenn träumerische Gedanken ungehindert in alle Richtungen eilen können, wodurch das divergente Denken gestärkt wird, das experimentierfreudig ist. Eine plausible Erklärung präsentieren die chinesischen Neuropsycholog*innen Sun et al. (2022). Sie maßen bei 94 Studierenden die Gehirntätigkeit, während sie tagträumten oder knifflige Aufgaben lösten. Tagträumen, das häufiger ist, wenn Menschen allein sind, und Kreativität „teilen eine gemeinsame neuronale Basis". Es handelt sich um Gehirnareale, die zum Ruhezustandsnetzwerk gehören und beim Nichtstun stärkere Aktivität zeigen, beim Lösen von Aufgaben jedoch schwächere. Konkret sind es der mediale präfrontale Kortex, Teile des Gyrus cinguli sowie der Lobulus parietalis superior (Kucyi & Davis, 2014).

Imaginäre Gefährten

Tagträumen kann schon in der frühen Kindheit beginnen. Die faszinierendsten Indizien sind imaginäre Gefährten, wie sie von gut 25 % der Kinder hervorgebracht werden (Taylor, 1999). Meine Tochter begann im Alter von vier Jahren von einer Zinni zu reden, die nur sie sehen könne. Am Tisch musste für Zinni ein eigener Teller bereitgestellt werden. Unsichtbare Freunde wurden in der klassischen Psychiatrie, wie das Tagträumen auch, pathologisiert.

Aber Kinder, die in ihrem Alleinsein mit unsichtbaren Gestalten interagieren, entwickeln sich wünschenswerter. In einem Experiment von Mathur und Smith (2008) waren sie nicht nur kreativer, indem sie an einem Spielzeugtelefon länger und einfallsreicher ein Als-ob-Gespräch mit ihrem besten Freund führten, sondern verstehen auch Emotionen differenzierter. 25 % der von Giménez-Dasi et al. (2016) befragten Kinder erzählten freimütig von einem imaginären Freund. In einem Test zum Verständnis von Emotionen erreichten sie höhere Werte. Auch ist ihre Theorie des Geistes, die dazu befähigt, sich in die Perspektive anderer zu versetzen, leistungsfähiger. Kinder, wenn sie alleine mit imaginären Gestalten interagieren, verstärken sozial-kognitive Kompetenzen, die ihren wirklichen Kontakten förderlich sind.

Allein, aber im Geiste mit anderen
Ist ein Dichter vor leeren Blättern wirklich völlig allein? Rilke, oft allein, fühlte sich mit anderen Poeten tief verbunden, so dem Dänen Jens Peter Jacobson. Beethoven, der jahrelang allein lebte, vereinigte in sich die bisherige Musikgeschichte. Von solchen Fakten her argumentierte Dimitrijević (2022), der gänzlich einsame Künstler sei ein „Mythos". Vielmehr stehe er in stetigem geistigem Austausch mit seinen Vorläufer*innen und anderen Künstler*innen, der intensiver sein könne, als wenn diese körperlich zugegen wären. Auch Csikszentmihalyi (2014, 100) hält das einsame Genie für ein „Klischee", obschon er unterstreicht: „Nur wer das Alleinsein ertragen kann, ist in der Lage, den symbolischen Inhalt einer Domäne zu meistern." Aber kreative Menschen sind auf Austausch und Anregungen angewiesen. Einstein, der seine bahnbrechenden Erkenntnisse allein entwickelte, diskutierte regelmäßig mit Fachkolleg*innen. Idealiter entsteht im Leben kreativer Menschen eine Balance zwischen Alleinsein und Gemeinschaft.

> Am bewusst aufgesuchten Alleinsein schätzen viele Menschen, dass es Freiheit ermöglicht, die auch eine Voraussetzung dafür ist, Kreativität zu entfalten. Unzählige Künstler*innen und Wissenschaftler*innen schätzten das Alleinsein, um in diesem Neues zu entdecken. Schöpferisch kann auch das Tagträumen sein.

10.2 Alleinsein beruhigt emotional und schützt vor Stress

Alleinsein kann emotional beruhigen, selbst dann, wenn es nur kurz anhält, bloß 15 min. Nguyen et al. (2018) baten 114 Studierende, den Fragebogen zu hoch erregten positiven und negativen Affekten von Watson et al. (1988)

zu bearbeiten, der Items wie „regsam, interessiert" und „nervös, ängstlich" enthält. Anschließend wurde die Hälfte der Teilnehmer*innen gebeten, 15 min allein, ohne Handy und ohne jedwede Aktivität in einem Sessel zu sitzen, der in einem abgeschiedenen Raum stand. Die andere Hälfte wurde gleich lang in eine Unterhaltung verwickelt. Anschließend schätzten alle abermals ihre emotionale Befindlichkeit ein. Diejenigen, die allein gewesen waren, erzielten bei allen hoch erregten Affekten niedrigere Werte als bei der ersten Messung und als jene, die sich unterhalten hatten.

In einem weiteren Experiment wurden auch weniger starke Emotionen erfragt, positive wie „ruhig, friedlich", negative wie „traurig, gelangweilt." Wiederum wurden zwei Gruppen gebildet, eine erste, die 15 min lang passiv auf dem Sessel saß, und eine zweite, die einen Text über die Fluggesellschaft Pan Am las. Hernach zeigte sich: Die Angehörigen beider Gruppen hatten geringere Werte bei allen intensiven Emotionen, aber sie fühlten sich ruhiger, entspannter, wohler. Alleinsein, auch wenn nur kurz, kann starke Emotionen dämpfen und ruhigere stärken, und dies unabhängig davon, ob Personen inaktiv oder kognitiv beschäftigt sind.

Alleinsein in der Natur beruhigt

Viele Menschen begeben sich, um allein zu sein, in die Natur. Petersen et al. (2021) unterhielten sich mit Männern und Frauen, nachdem diese von einer einsamen mehrtägigen Wanderung zurückgekehrt waren. Alle sprachen affektive Phänomene an, „Ich habe diese Tage total genossen, ich war ausgeruht, habe Gipfelwanderungen gemacht, den Sonnenuntergang betrachtet." Mehrheitlich waren die Gefühlslagen angenehm und erfüllt von Freiheit, aber auch Ehrfurcht vor der Größe und Schönheit der Natur.

Auch Kalish et al. (2011) interviewten jüngere Männer und Frauen, die zwischen 24 und 72 h allein in der Natur draußen waren. Bevor sie die Zivilisation verließen, fühlte sich knapp die Hälfte aufgeregt, gut ein Drittel friedlich und gelassen, und 22 % ängstlich: „Ich war nervös, weil ich noch nie so lange ohne Kommunikation mit anderen war." Doch während dem Alleinsein unter dem freien Himmel ging die Häufigkeit von Ängstlichkeit auf 6 % zurück. Es überwogen Gefühle des Friedens: „Es war so friedlich. Ich konnte in der Sonne sitzen, mein Tagebuch schreiben und hören, wie der Wind durch die Bäume säuselt." Gefragt, was sie am Trip am erfreulichsten fanden, nannten 34 % das Alleinsein, ein Viertel Tagebuchschreiben und Selbstreflexion, ebenso viele die Schönheit der Natur, mit der sie sich tiefer verbunden fühlten als dann, wenn sie mit anderen zusammen waren. Knapp jeder fünfte Teilnehmer fand das mehrtägige völlige Alleinsein schwierig: „Mir wurde schnell langweilig, und ich wusste nicht, was ich mit mir selber anfangen soll." Doch die überwiegende Mehrheit erlebte das Alleinsein als enorm beruhigend und wohltuend.

Die Fähigkeit, allein zu sein, kann auch davor bewahren, in Depressionen abzusinken. Larson und Lee (1996) führten eine Telefonumfrage mit 500 Amerikaner*innen durch, in der Depressivität und die Fähigkeit zum Alleinsein gemessen wurde. Wer dazu besser in der Lage war, hatte niedrigere Depressionswerte und war mit seinem Leben zufriedener.

Einsame Stille ist heilsam

Alleinsein ist der Befindlichkeit zumal dann zuträglich, wenn es von Stille erfüllt ist. Wie noch nie in der Menschheitsgeschichte leben wir in einer lärmerfüllten Welt: Flugzeuge, Autobahnen, Güterzüge, in der Wohnung stundenlang Radio, Fernseher. Ständiger Lärm ist Stress und eine Form von Gewalt. Dem gegenüber wirkt Stille heilsam: Absinken des Blutdrucks, ruhigere Herzfrequenz, weniger Cortisol (Bernardi et al., 2006). 46 Studierende füllten einen Fragebogen zu Entspannung, Zeitperspektive und Selbstwahrnehmung aus und setzten sich in einem ruhigen Garten allein auf einen Stuhl, sich auf die Stille konzentrierend. Nach 15 min wurden sie aus dem Schweigen herausgeholt und bearbeiteten die Fragebögen abermals. Im Vergleich zu einer Kontrollgruppe, die in einem Seminarraum Smalltalk geführt hatte, fühlten sie sich erholter, stärker auf die Gegenwart konzentriert, weniger auf die Vergangenheit abgelenkt und verspürten ein kohärenteres Selbst (Pfeifer et al., 2020, 76).

10.3 Alleinsein begünstigt Persönlichkeitsentwicklung

Smith (2005, 14) schrieb folgende Verse: „Du möchtest also lernen? Wachsen? Verstehen? Dann renne nicht wild über die Pfade des Lebens. Langsam! Komm zum Zentrum! Zu Dir! Atme tief!" Ein besonderer Nutzen von gelegentlichem Alleinsein besteht darin, sich selber besser kennen zu lernen und persönlich zu wachsen.

Introspektion

Wenn Menschen gefragt werden, was sie am Alleinsein schätzen, nennen sie oft die Introspektion, den ungestörten Blick in das Innere, um sich selber besser zu verstehen: „Du kannst nicht wissen, wer du bist, wenn du nicht auch Zeit vollständig allein mit dir selber verbringst. Ich denke, dass du dann alles berühren kannst, was in dir vorgeht, was du fühlst, wer du bist" (Thomas, 2021, 9). „Erkenne dich selbst" stand über dem Eingang des Apollotempels in Delphi.

Persönliches Wachstum
Dieses wird von einer Skala erfragt, die Ryff (1989) zum eudaimonistischen Glück entwickelt hat, das weniger im Vergnügen besteht, sondern darin, seine Talente zu entfalten. Dieses anspruchsvolle Glück besteht aus sechs Komponenten: Autonomie, die Lebensumstände bewältigen können, persönliches Wachstum – erfragt u. a. mit: „Für mich ist das Leben ein ständiger Prozess des Lernens, der Veränderung und des Wachsens" –, positive Sozialbeziehungen, Sinn und Selbstakzeptanz. Personen, öfters und gerne allein, erreichten bei allen Komponenten höhere Werte als diejenigen, die Alleinsein nur schwer ertragen (Smith et al., 2022). Wer das Alleinsein positiv sieht und dazu auch in der Lage ist, fühlt sich autonomer, kommt mit dem Leben besser zurecht, hat mehr Sozialbeziehungen, tieferen Sinn und kann sich selbst leichter akzeptieren. Vor allem aber: Er/sie registriert mehr persönliches Wachstum.

Ein oft rezipiertes Stufenmodell der Persönlichkeitsentwicklung, das in Beziehung zu freiwilligem Alleinsein gestellt wurde, erarbeitete Loevinger (1987). Es beginnt mit der impulsiven Phase, wenn das Kleinkind ganz seine Emotionen ist, und endet, kaum vor dem Erwachsenenalter, in der autonomen und integrierten Phase. Keineswegs alle Menschen erreichen diese reife Stufe. Viele bleiben im Konformismus stecken. Begünstigt wird diese Entwicklung durch die Fähigkeit, allein sein zu können und diesem Positives abzugewinnen. Dies bestätigten Ishanov et al. (2018) mit 204 Personen. Wenn bei diesen eine höhere Stufe der Ich-Entwicklung diagnostiziert wurde, war es zwar nicht wahrscheinlicher, dass sie häufiger allein waren als jene auf tieferen Stufen. Aber sie würdigten dieses als etwas Hilfreiches und nützten es häufiger für Reflexion, auch und gerade über sich selbst.

Alleinsein können – Selbstverwirklichung
Für Persönlichkeitsentwicklung bedeutsam ist auch die Humanistische Psychologie, speziell Maslow (1981), der eine Hierarchie der menschlichen Bedürfnisse entwickelte. Diese beginnt mit den physiologischen Bedürfnissen (Nahrung), führt über die nach Sicherheit zu den sozialen und schließlich individuellen Bedürfnissen, um in der Selbstverwirklichung zu gipfeln. Selbstverwirklichte Menschen sind autonom, unerschrocken, lernwillig, demokratisch, liebes- und lernfähig. Keineswegs allen Menschen

gelingt es, diese Stufe zu erreichen. Aber dafür notwendig sei, auch allein sein zu können, allein mit den eigenen Gedanken, und diesen Zustand zu lieben (Maslow, 1981, 192). Bei 471 Studierenden zeigte sich ein starker Zusammenhang zwischen der Neigung zu Alleinsein und dem Ausmaß an Selbstverwirklichung, die nicht möglich ist, wenn Personen stets konformistisch sind. (Sumerlin & Bundrick, 1996).

> Selbstgewähltes Alleinsein kann die Persönlichkeit stärken, indem Menschen, völlig unbeeinflusst von anderen, in sich gehen und sich auf Wesentliches besinnen. Das Gegenteil von Alleinsein ist somit weniger die Geselligkeit, sondern vielmehr die Einsamkeit, die Unfähigkeit, Zeit, in der man allein ist, für persönliche Optimierung zu nutzen (Hollenhorst et al., 1994, 235). Zu letzterem kann auch gezählt werden, spirituell zu wachsen.

10.4 Alleinsein erleichtert spirituelles Wachstum

Schamanismus

Älteste religiös-spirituelle Traditionen empfahlen das Alleinsein, so der Schamanismus, ein Sammelbegriff für frühe ethnische Religionen, die von Persönlichkeiten mit Heilkräften getragen waren. Um diese zu erlangen, mussten sie sich einer langen Einweihung unterziehen, zu deren Beginn sie sich völlig abzusondern hatten. „Schamanen waren die ersten, die erkannten, welch weitreichenden Nutzen das Alleinsein für die psychologische und geistige Entwicklung hat. Sie waren die ersten, die aus direkter Erfahrung lernten, dass die Macht der Einsamkeit groß und unergründlich ist" (Walsh, 2000, 69). In der Abgeschiedenheit begegnet der werdende Schamane seiner inneren Welt mit ihren Visionen, Abgründen, Geistern, Träumen. Dies kann als schmerzhaft erlebt werden, zumal dann, wenn er sich selbst als Skelett imaginiert und sein altes Ich symbolisch stirbt, die Bedingung dafür, dass aus der Asche eine neue Identität erblüht.

Hinduismus

Auch in der ältesten der fünf klassischen Weltreligionen, im Hinduismus, hat das Alleinsein einen hohen Stellenwert (Prabhu, 2020). Im dritten Lebensstadium, nach dem Studium bei einem Guru und nach der Zeit als Erhalter einer Familie soll sich der Hindu aus den sozialen Bezügen zurückziehen, im Wald die Einsamkeit aufsuchen und meditieren, um die mystische Vereinigung mit dem Göttlichen anzubahnen, wenn Atman (individuelle Seele) und Brahman (Weltseele) eins werden. Ramakrishna (1836–1886), ein großer Mystiker, schrieb, der Mensch müsse allein sein können, bestenfalls jahrelang. „In dieser Einsamkeit soll er seinen Geist auf Gott richten und aus seinem sehnenden Herzen für die Liebe Gottes beten" (Prabhu, 2020, 72).

Eremiten und Mönche

Sozialer Rückzug hat auch biblisch-christliche Tradition. Moses stieg allein auf den Berg Sinai und blieb 40 Tage oben. Jesus sagte in der Bergpredigt: „Wenn du aber betest, geh in deine Kammer, schließ die Tür" (Mt 6,6). Wenn sich Menschen in die Einsamkeit begeben, können sie wahrscheinlicher Gott näherkommen. Davon überzeugt war Antonius der Große (250–350), der Einsiedler genannt, der eine enorme Vorbildwirkung erzielte. Als Zwanzigjähriger verschenkte er sein Erbe und begab sich in die Einsamkeit, in der er sich ins Gebet vertiefte. Um seinen Bewunder*innen zu entfliehen, zog er sich, oft von Dämonen bedrängt, noch tiefer in die Wüste zurück. Antonius gilt als der Vater des abendländischen Mönchtums, das von seinem Anhänger Pachomius (292–346) reglementiert wurde, indem er die ersten Klöster gründete, in denen die Mönche nach festen Regeln zusammenlebten.

Klöster prägten die Geschichte des Abendlandes maßgeblich und bestehen bis heute, auch wenn die Anzahl der Ordensangehörigen enorm geschrumpft ist. Aber noch immer wählen Menschen diese Lebensform, auch und gerade, um in die Einsamkeit zu gehen und in dieser Gott näher zu kommen. Zwar wird jeweils gemeinsam gebetet, gesungen, Gottesdienst gefeiert, gegessen und getrunken, aber ohne dass intime Nähe aufkommt. Auch verbringen Nonnen und Mönche viel Zeit allein in ihren Zellen, schweigend, meditierend, betend.

Durà-Vilà und Leavey (2017) führten Tiefeninterviews mit zehn Nonnen und mit ebenso vielen Zisterziensern. Diese charakterisierten ihre Einsamkeit als selbstgewählt und wertvoll, auch wenn einige einräumten, gelegentlich unter dem Fehlen menschlicher Intimität, Partner*innen und Kindern zu leiden – letzteres vor allem Nonnen. Aber dieses Leiden sei die notwendige Voraussetzung für jenes Glück, das in der wachsenden Nähe zu Gott gefunden werden kann. Eine Ordensschwester: „Ich fühlte mich nicht mehr einsam, denn Gott war stets mit mir, ja in mir" (Durà-Vilà & Leavey, 2017, 53). Anders als Beziehungen zu Menschen, die zwar körperlich verspürt werden können, aber stets gefährdet sind, sei die mit Gott beständig. Glaubwürdig beteuerten sie, aufgrund dieser Gottesgegenwart keine Angst vor dem Tod zu verspüren.

Mehr Spiritualität in der Natur

Alleinsein begünstigt spirituelle Prozesse zumal dann, wenn es in natürlicher Umgebung erlebt wird, am Meeresstrand, auf einem Gipfel, in der Wüste, in die sich in der frühen Kirchengeschichte viele Zivilisationsmüde zurückzogen. Moufakkir und Selmi (2018) führten Tiefeninterviews mit Personen, die sich für längere Zeit in die Sahara begeben hatten, sei es in kleinen Gruppen, sei es allein, in die endlosen Sanddünen und steinigen Wadi unter einem gewaltigen Himmel. Motiviert hatte sie dazu der Lärm und Stress der Zivilisation und innere Leere. Von der Wüste erhofften sie sich Einsamkeit, Stille, Katharsis, tiefere Einblicke in ihr Selbst, die Nähe zum Wesentlichen. Und den meisten wurde dies zuteil: „Die Wüste ist ein Hotel mit Milliarden von Sternen. Du bist allein, aber nicht einsam." Eine spirituelle Touristin: „Hier ist alles, was ich brauche: Stille, Entbehrung, Leere. Ich kann Gott entgegengehen, der in mir ist."

Verbundenheit

Als Kern von Spiritualität gilt für viele Verbundenheit, nicht nur mit anderen Menschen, sondern auch mit der Natur und einem Göttlichen (Bucher, 2022). Diese kann enorm vertieft werden, wenn sich Menschen für längere Zeit allein in die Wildnis begeben. Coburn (2006) analysierte Dokumente von 12 Frauen, die das Wagnis eingegangen waren, allein mindestens 2000 Meilen durch das Appalachen-Gebirge zu wandern. Tagebuchartig schrieben sie auf, was sie erlebten und was das bewirkte. Mehrheitlich registrierten sie eine tiefgreifende Transformation ihrer Persönlichkeit, die Auflösung der Grenzen zwischen Selbst und Umgebung, tiefere Verbundenheit mit der Natur und einem Göttlichen, dem sie in Ehrfurcht begegneten. Von ähnlichen Erfahrungen berichteten vier Kanufahrer, die zwei Wochen lang allein durch die kanadische Flüsse- und Seenlandschaft gepaddelt waren (Swatton & Potter, 1998). Sie bezeugten, in ihrer Einsamkeit nicht nur der Natur näher gekommen zu sein, sondern auch sich selbst, und dass sie beglückende spirituelle Entwicklungsschritte gemacht hätten. Viele Studierende, die mutterseelenallein durch die Wildnis gewandert waren, beteuerten, über einen möglichen Schöpfer nachgedacht zu haben (Daniel, 2005).

Solche Naturerfahrungen, die vertieft geschehen, wenn Menschen nicht von anderen abgelenkt sind, bergen heilende Potenziale in sich und können eine Verbundenheit stiften, die weit über lockere Geselligkeit hinausgeht. Eine spirituelle Wanderin beteuerte, jeder Mensch sei dazu bestimmt, an der Natur teilzuhaben, weit über die Menschen hinaus in einer umfassenden Seelengemeinschaft zu sein. „Wissen, dass wir alle ein Teil der Erde sind und dazugehören, das ist etwas so Heilsames" (Naor & Mayseless, 2019, 11). Diese Verbundenheit mit etwas Größerem bewirkt, dass sich Menschen ihrer Winzigkeit bewusstwerden. Doch dies wird nicht als deprimierend erlebt, sondern als entlastend: „Angesichts der Unermesslichkeit des Kosmos fühlen sich auch deine Probleme kleiner an" (Naor & Mayseless, 2019, 11).

Krisen stärken Spiritualität

Erzwungenermaßen häufiger allein waren Millionen Menschen, als in der Pandemie die Gasthäuser, Geschäfte und Schulen schließen mussten. Führte soziale Isolation dazu, dass sich Menschen stärker religiösen und spirituellen Praktiken und Werten zuwandten, wie dies oft der Fall ist, wenn Krisen eine Gesellschaft erschüttern? Nach dem am 11. September 2011 suchten 90 % der US-Amerikaner*innen Zuflucht in Religiosität und Spiritualität (Schuster et al., 2001). Lucchetti et al. (2021) befragten, als in Brasilien die Pandemie ihren Höhepunkt erreichte, 485 Personen. Drei Viertel von ihnen beteuerten, Religiosität und Spiritualität hätten ihnen geholfen, mit der Isolation besser zurechtzukommen. 57 % gaben an, in ihrer Spiritualität gewachsen zu sein, weniger aufgrund gemeinsamer spiritueller Aktivität, die kaum möglich war, sondern aufgrund privater Praxis wie beten. Diese fühlten sich auch weniger ängstlich und deprimiert, sondern optimistischer, zuversichtlich und gesünder.

> Unzählige Menschen haben sich, wie von religiösen Traditionen empfohlen, in die Einsamkeit und Stille begeben, um dort spirituell zu reifen und dem Göttlichen näher zu kommen. Fern von anderen Menschen haben sie sich in sich versenkt und gebetet. Dem spirituellen Wachstum förderlich ist solche Abgeschiedenheit, wenn sie in unberührter Natur erlebt wird, an einem dahinmurmelnden Fluss, wo Buddha die Erleuchtung zu Teil wurde, auf Berggipfeln, an Kraftorten. Viele erfuhren dabei, was Einsamkeit ursprünglich bedeutet hatte: Einssein mit allem.

Literatur

Asch, S. E. (1955). Opinions and social pressure. *Scientific American, 193,* 31–35.

Averill, J. R., & Sundarajan, L. (2014). Experiences of solitude. Issues of assessment, theory, and culture. In R. Coplan & J. C. Bowker (Hrsg.), *The handbook of solitude* (S. 90–108). Wiley.

Babauta, L. (2020). The No 1. Habit of highly creative people. https://zenhabits.net/creative-habit/.

Bernardi, L., et al. (2006). Cardiovascular, cerebrovascular, and respiratory changes induced by different types of music in musicians and non-musicians: The importance of silence. *Heart, 92,* 445–452.

Bowker, J., et al. (2017). How BIS/BAS and psycho-behavioral variables distinguish between social withdrawal subtypes during emerging adulthood. *Personality and Individual Differences, 119,* 283–288.

Bucher, A. A. (2022). *Verbundenheit. Über eines der tiefsten menschlichen Bedürfnisse.* Waxmann.

Cain, S. (2012). *Quiet. The power of introverts in a world that can't stop talking.* Random House.

Charness, N., et al. (2005). The role of deliberate practice in chess expertise. *Applied Cognitive Psychology, 19,* 151–165.

Coburn, M. (2006). *Walking home: Women's transformative experiences in the wilderness of Apalachian trail.* Dissertation. Institute of Transpersonal Psychology, Palo Alto.

Csikszentmihalyi, M. (2014). *Flow und Kreativität. Wie Sie Ihre Grenzen überwinden und das Unmögliche schaffen.* Klett-Cotta.

Daniel, B. (2005). The life significance of a wilderness solo experience. In C. Knapp & T. Smith (Hrsg.), *Exploring the power of solo, silence, and solitude* (S. 85–102). Association for Experiential Education.

Dresler, M., & Baudson, T. G. (Hrsg.). (2008). *Kreativität. Beiträge aus den Natur- und Geisteswissenschaften.* Hirzel.

Dimitrijević, A. (2022). Myth of the solitary artist. In A. Dimitrijević & M. B. Buchholz (Hrsg.), *From the abyss of loneliness to the bliss of solitude. Cultural, social and psychoanalytic perspectives, Bicester* (S. 103–119). Phoenix Publishing House.

Durà-Vilà, G., & Leavey, G. (2017). Solitude among contemplative cloistered nuns and monks: Conceptualization, coping and benefits of spiritually motivates solitude. *Mental Health, Religion & Culture, 20,* 45–60.

Ericsson, K. A., et al. (1993). The role of deliberate practice in the acquisition of expert performance. *Psychological Review, 1000,* 363–406.

Freeman, E. (2017). Benefits of walking and solo experiences in UK wild places. *Health Promotion International, 32,* 1048–1056.

Freud, S. (1969). *Vorlesungen zur Einführung in die Psychoanalyse. Und Neue Folge* (Studienausgabe, Bd. 1). Fischer.

Giménez-Dasi, M., et al. (2016). Imaginary companions, theory of mind and emotion understanding in young children. *European Early Childhood Education Research Journal, 24,* 186–197.

Hollenhorst, S., et al. (1994). The capacity to be alone: Wilderness solitude and growth of the self. In J. C. Hendee et al. (Hrsg.), *International wilderness allocation, management, and research* (S. 234–239). International Wilderness Leadership Foundation.

Ishanov, S. A., et al. (2018). Personal development and the quality of privacy. *Cultural Historical Psychology, 14,* 30–40.

Kalish, K. R., et al. (2011). The outward bound solo: A study of participants' perceptions. *Journal of Experiential Education, 34,* 1–18.

Kucyi, A., & Davis, K. (2014). Dynamic functional connectivity of the default mode network track daydreaming. *NeuroImage, 100,* 471–480.

Larson, R. W., & Lee, M. (1996). The capacity to be alone as a stress buffer. *Journal of Social Psychology, 136,* 5–16.

Loevinger, J. (1987). *Ego development: Conceptions and theories.* Jossey Bass.

Long, C. R., & Averill, J. R. (2003). Solitude: An exploration of benefits of being alone. *Journal for the Theory of Social Behaviour, 33,* 21–44.

Lucchetti, G., et al. (2021). Spirituality, religiosity and the mental health consequences of social isolation during Covid-19 pandemic. *International Journal of Social Psychiatry, 67,* 672–679.

Maslow, A. H. (1981). *Motivation und Persönlichkeit.* Rowohlt.

Mathur, R., & Smith, M. (2008). An investigation of imaginary companions in an ethnic and grade diverse sample. *Imagination, Cognition, and Personality, 27,* 313–336.

McMillan, R. L., et al. (2013). Ode to the positive constructive daydreaming. *Frontiers in Psychology, 4*(626), 1–9.

Moufakkir, O., & Selmi, N. (2018). Examining the spirituality of spiritual tourists: A Sahara desert experience. *Annals of Tourism Research, 70,* 108–119.

Naor, L., & Mayseless, O. (2019). The therapeutic value of experiencing spirituality in nature. *Spirituality in Clinical Practice.* https://doi.org/10.1037/scp0000204.

Nguyen, T. V., et al. (2018). Solitude as an approach to affective self-regulation. *Personality and Social Psychology Bulletin, 44,* 92–106.

Petersen, E., et al. (2021). How does being solo in nature affect well-being? Evidence from Norway, Germany, and New Zealand. *International Journal of Environmental Research and Public Health, 18*(7897), 1–21.

Pfeifer, E., et al. (2020). Increased relaxation and present orientation after a period of silence in a natural surroundings. *Nordic Journal of Music Therapy, 29,* 75–92.

Prabhu, V. (2020). Solitude, spiritual beings and social responsibility. *Journal of East-West Thought, 1,* 65–76.

Ryff, C. D. (1989). Happiness is everything, or is it? Explorations on the meaning of psychological well-being. *Journal of Personality and Social Psychology, 57,* 1069–1081.

Sagiv, L., et al. (2009). Structure and freedom in creativity: The interplay between externally imposed structure and personal cognitive style. *Journal of Organizational Behavior,* 1–25. https://doi.org/10.1002/job664.

Schuster, M. A., et al. (2001). A national survey of stress reactions after the September 11, 2001, terrorist attacks. *New England Journal of Medicine, 345,* 1507–1512.

Singer, J. L. (1966). *Daydreaming: An introduction to the experimental study of inner experience*. Random House.

Smith, T. E. (2005). Going outside to go inside: Frameworks for the solo experience. In C. L. Knapp & T. E. Smith (Hrsg.), *Exploring the power of solo, silence, and solitude* (S. 3–18). Association for Experiential Education.

Smith, J. E., et al. (2022). Happy alone? Motivational profiles of solitude and well-being among senior living residents. *The International Journal of Aging and Human Development OnlineFirst*, 1–18. https://doi.org/10.1177/009141502283.

Storr, A. (1988). *Solitude. A return to the self*. Free Press.

Sumerlin, J. R., & Bundrick, C. M. (1996). Brief index of self-actualization. A measure of Maslow's model. *Journal of Social Behavior and Personality, 11*, 253–271.

Sun, J., et al. (2022). The bright side and the dark side of daydreaming predict creativity together through functional connectivity. *Human Brain Mapping, 43*, 902–914.

Swatton, A. G., & Potter, T. G. (1998). The personal growth of outstanding canoeists resulting from extended solo canoe expeditions. *Pathways, 9*, 13–16.

Taylor, M. (1999). *Imaginary companions and the children who creates them*. Oxford University Press.

Taylor, D. W., et al. (1958). Does group participation when using brainstorming facilitate or inhibit creative thinking. *Administrative Quarterly, 3*, 23–47.

Thomas, V. (2021). Solitude skills and the private self. *Qualitative Psychology*, 1–19. https://doi.org/10.1037/qup0000218.

Thompson, L. M. (2021). Daydreams and solitude. Working the silent space. In M. McCrory & S. Heywood (Hrsg.), *Strategies of silence. Reflections on the practice and pedagogy of creative writing* (S. 11–22). Routledge.

Tse, D. C., et al. (2022). Autonomy matters: Experiential and individual differences in chosen and unchosen solitary activities from three experience sampling studies. *Social Psychological and Personality Science, 13*, 946–956.

Walsh, R. N. (2000). *Der Geist des Schamanismus*. Fischer.

Watson, D., et al. (1988). Development and validation of brief measures of positive and negative affect: The PANAS scales. *Journal of Social Psychology, 54*, 1063–1070.

Weinstein, N. (2022). Definitions of solitude in everyday life. *Personality and Social Psychology Bulletin*, 1–21.

Weinstein, N., et al. (2021). What time alone offers: Narratives of solitude from adolescence to older adulthood. *Frontiers in Psychology, 12*(714518), 1–15.

Zedelius, C. M. & Schooler, J. (2016). The richness of inner experience: Relating styles of daydreaming to creative processes. *Frontiers in Psychology, 6*(2063), 1–7.

Zedelius, C. M., et al. (2020). What types of daydreaming predict creativity? Laboratory and experience sampling evidence. *Psychology of Aesthetics, Creativity, and the Arts, 15*, 596–611.

11

Rückblick und Ausblick

Balance von Integration und Selbstwerdung

Menschliches Leben steht in einer grundsätzlichen Spannung zwischen zwei existenziell bedeutsamen Aufgaben: Soziale Integration sowie Individuation, Selbstwerdung. Menschen treten mit angeborenen sozialen Verhaltensweisen in diese Welt ein, die es ihnen schon in den ersten Lebensmonaten ermöglichen, Bindung aufzubauen, so anzuklammern, zu greifen, zu schauen, sich festzusaugen. Eines der tiefsten menschlichen Bedürfnisse besteht darin, dazuzugehören, in einer Beziehung, einer Familie, einem Verein, einem Unternehmen, einer Religionsgemeinschaft etc. Wem dies versagt bleibt, gerät in einen Zustand, der schon in den ältesten Texten der Menschheitsgeschichte beschrieben wurde und wohl jedem aus eigenem Erleben bekannt ist: Einsamkeit.

Menschen sind – so schon Aristoteles (1971, 67, 1253 b) – zutiefst soziale Wesen und bedürfen der Gesellschaft, an die sich alle auch anpassen müssen. Aber diesbezüglich besteht die Gefahr, die im futuristischen Roman Schöne neue Welt von Aldous Huxley in einer Extremform dargestellt wird: Dass Menschen völlig gleichgeschaltet werden, voneinander nicht unterscheidbar sind und keine eigenständige Persönlichkeit entwickeln. Für Individuation ist es unabdingbar, sich zumindest gelegentlich aus sozialen Verschränkungen zurückzuziehen, allein zu sein und in sich zu gehen, ohne von Interaktionen abgelenkt zu sein. Am wünschenswertesten wäre eine Balance zwischen Sozialität, die Einsamkeit nicht aufkommen lässt, und Individuation, wodurch der Mensch zu einer einmaligen, einzigartigen Persönlichkeit wird. Selbstwerdung steht im Kern der Tiefenpsychologie von

A. A. Bucher, *Einsamkeit – Qual und Segen*, https://doi.org/10.1007/978-3-662-67022-4_11

C.G. Jung (2000) und an der Wiege der abendländischen Bildungslehre: „Werde der du bist", so der griechische Dichter Pindar (522–446 v.Chr.).

Mehr Einsamkeit und zugleich Einsamkeitsunfähigkeit

Für die letzten Jahrzehnte wurde behauptet, Einsamkeit habe sich enorm ausgebreitet. Sie sei „die neue Volkskrankheit" (Ronzheimer, 2018). Ursächlich dafür sei die anonyme Lebensweise in wachsenden Ballungszentren, der Individualismus von zusehends mehr Singles, das Zerbrechen von Beziehungen, die früher stabiler gewesen seien, die Vereinzelung in der Arbeitswelt, allein vor dem PC und oft im Homeoffice. Doch für die genau gleiche Periode wurde auch behauptet, es habe sich eine Lebenswelt entwickelt, die es erschwere, auch allein zu sein: Am Handy stets erreichbar, in Facebook mit Hunderten von „Freunden" verbunden, so viele Events, an denen man gesehen werden sollte, und dies in einer Gesellschaft, die vor allem das Extravertierte, Gesellige, Spaßige favorisiert und das Introvertierte für weniger attraktiv einschätzt.

Einsamkeit evolutionär

Die Rhetorik von der in den letzten Jahrzehnten galoppierend gewachsenen Einsamkeit ließ sich nicht vollumfänglich bestätigen. Dies liegt auch daran, dass Einsamkeit ein Phänomen ist, das die Menschheit seit ihren Anfängen begleitet. Schon im Alten Ägypten wurde sie beklagt: „Zu wem kann ich heute reden? Die Gesichter sind abgewandt" (Assmann, 2000, 105). Sie wurzelt in der Evolution des Menschengeschlechts, und ihr Sinn besteht darin, Menschen schmerzhaft zu warnen, wenn sie zu wenig Sozialbeziehungen haben, ohne die es kein Überleben unserer Vorfahren gegeben hätte. Auch hängt Einsamkeit keineswegs nur von lebensweltlichen Kontexten ab, die sich in den letzten Jahrzehnten tiefgreifend veränderten. Ihr Ausmaß ist zu gut 50 % genetisch festgelegt und korreliert stark mit Persönlichkeitseigenschaften wie Neurotizismus oder Extraversion, für die eine beträchtliche Heredität festgestellt wurde.

Einsamkeit desaströs

Unabhängig von sich wandelnden gesellschaftlichen Kontexten sind die desaströsen Folgen von Einsamkeit, zumal wenn diese lange anhält und chronisch wird. Sie führt zu mehr Ausschüttung des Stresshormons Cortisol, aktiviert gleiche Gehirnregionen wie körperliche Schmerzen, etwa ein Hammerschlag auf dem Daumennagel, verkürzt die Lebensdauer und erhöht die Mortalität. Desaströs sind auch die psychischen Auswirkungen: Absinken in schwermütige Verstimmungen bis hin zu klinischen

Depressionen, suizidale Tendenzen, schlimmstenfalls deren Umsetzung. Aber auch mehr soziale Ängstlichkeit und Misstrauen, was eine Person als weniger attraktiv erscheinen lässt und sie noch mehr in die Einsamkeit treibt – ein Teufelskreis.

Aufgrund dieser schädlichen Folgen von Einsamkeit sind therapeutische Anstrengungen zu intensivieren, um Menschen von ihr zu befreien und sie Verbundenheit aufbauen zu lassen. Gut gesichert ist, dass zumal solche Interventionen effektiv sind, die darauf abzielen, einsamkeitsbegünstigende Kognitionen durch solche zu ersetzen, die andere Menschen als vertrauenswürdig und zugänglich erscheinen lassen. Dies fällt erwiesenermaßen solchen Menschen leichter, denen es geschenkt war, einen sicheren Bindungsstil zu entwickeln, was sich in der frühen Kindheit entscheidet. Kleinkinder, die oft getragen werden – bei den Yequana Indianern im Regenwald von Venezuela bis ins zweite dritte Lebensjahr – wachsen in aller Regel zu Menschen heran, die sich und anderen besser vertrauen, sich seltener einsam, aber häufiger glücklich fühlen (Liedloff, 2005).

Zu den Kognitionen, die Einsamkeit abmindern, zählt auch, dem Alleinsein positive Seiten abzugewinnen. Der Philosoph Odo Marquard (2012) beklagt, in unserer extravertierten Spaßgesellschaft sei die „Einsamkeitsfähigkeit" verloren gegangen. Diese bestehe darin, ganz bei sich selbst zu sein, was es erleichtere, in späteren sozialen Situationen sich ganz dem anderen zuzuwenden. Einsamkeitsfähigkeit ist Marquard (2012) zufolge auch „Mündigkeit". Sie ermöglicht Freiheit, und das Alleinsein kann mit Kreativität ausgefüllt werden, die nicht von anderen oder anderem gestört wird.

Alleinsein: Eine Stärke

Auch die Umfänge der beiden Teile dieses Buches zeigen es: Das bittere Alleinsein, oft in Depressionen hinunterziehend, misstrauisch machend, die Gesundheit schädigend, ist bisher weit häufiger und intensiver erforscht worden als das positive Alleinsein. Gerade die Positive Psychologie, die weniger die Schwächen von Menschen, sondern vielmehr ihre Stärken untersucht (Aspinwall & Staudinger, 2003), sollte sich der Fähigkeit zum Alleinsein vermehrt zuwenden und in dieser eine Stärke sehen, die das Leben enorm vertiefen kann. Alleinsein ist eine Türe, die in das Innere führt, speziell in der Introspektion. Aber es ist auch ein Fenster, das es ermöglicht, die Außenwelt, etwa Naturschönheit, nuancierter wahrzunehmen. Vor allem aber ist es nicht, wie vielfach unterstellt wird (dazu Koch, 1994, 201–217), selbstsüchtig und antisozial. Vielmehr kann das Zusammenleben an Qualität und Dichte gewinnen, wenn Menschen zumindest gelegentlich die Einsamkeit aufsuchen, in sich gehen, an ihrer Identität arbeiten, ihre Spiritualität vertiefen und kreativ handeln, um hernach bereichert und bereichernd in die Sozialwelt zurückzukehren.

Literatur

Aristoteles. (1971). *Politik.* Artemis.

Aspinall, L. G., & Staudinger, U. M. (2003). *A psychology of human strengths. Fundamental questions and future directions for a positive psychology.* American Psychological Association.

Assmann, J. (2000). Literatur und Einsamkeit im alten Ägypten. In A. Assmann & J. Assmann (Hrsg.), *Einsamkeit* (S. 97–111). Fink.

Jung, C. G. (2000). *Traumsymbole des Individuationsprozesses.* Bechtermünz Verlag.

Koch, P. (1994). *Solitude: A philosophical encounter.* Open Court.

Liedloff, J. (2005). *Auf der Suche nach dem verlorenen Glück. Gegen die Zerstörung unserer Glücksfähigkeit in der frühen Kindheit.* Beck.

Marquard, O. (2012). Plädoyer für die Einsamkeitsfähigkeit. *Einfach leben, 10,* 10–14. https://www.herder.de/el/hefte/archiv/2012/10-2012/plaedoyer-fuer-die-einsamkeitsfaehigkeit/.

Ronzheimer, H. (2018). Einsamkeit – Die neue Volkskrankheit. https://science.orf.at/v2/stories/2915401/.

Stichwortverzeichnis

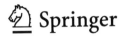
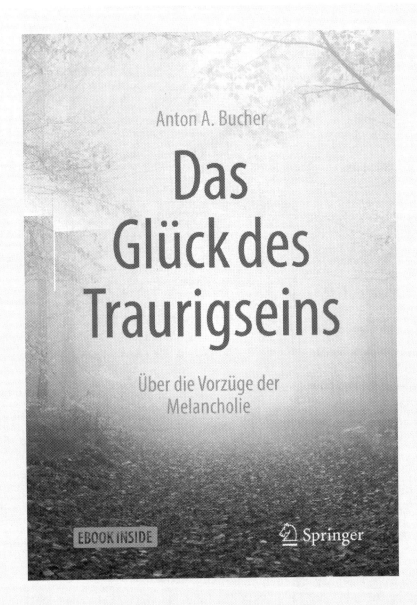

Printed in the United States
by Baker & Taylor Publisher Services